# Krankenpfleger

# *Für Anästhesie*

# Der vollständige Leitfaden

*ALEXANDRE CAREWELL*

# Inhaltsverzeichnis

« *Der Anästhesiepfleger ist nicht nur ein Techniker für Medikamente und Maschinen; er ist vor allem ein wachsamer Wächter über den Schlaf des Patienten und ein wesentlicher Pfeiler des Vertrauens im Operationssaal.* »

# Kapitel 1

# EINFÜHRUNG IN DIE ANÄSTHESIE

# Geschichte und Entwicklung der Anästhesie

Die Geschichte der Anästhesie, die im Mittelpunkt der medizinischen Entwicklung steht, ist faszinierend und entscheidend zugleich. Sie ist ein Zeugnis für das unaufhörliche Streben der Menschheit nach Schmerzlinderung, wodurch unzählige chirurgische Eingriffe von unerträglichen Qualen zu erträglichen oder sogar unmerklichen Eingriffen wurden.

Die Ursprünge der Anästhesie reichen bis in die Antike zurück, lange bevor es den Begriff selbst gab. Die frühen Zivilisationen verwendeten Kräuter- und Opiattränke, um ihre Patienten bei chirurgischen Eingriffen zu betäuben. Die Ägypter verwendeten zum Beispiel Extrakte aus Opium und Alraune. Die Chinesen verwendeten Akupunktur, um bestimmte Körperteile zu betäuben.

Im 19. Jahrhundert erlebte die Anästhesie jedoch einen echten Wendepunkt. Im Jahr 1846 wurde die medizinische Welt erschüttert, als ein amerikanischer Zahnarzt namens William Morton in Boston öffentlich den erfolgreichen Einsatz von Äther zur Betäubung eines Patienten bei einer Zahnextraktion demonstrierte. Diese Demonstration ebnete den Weg für die schnelle Einführung von Äther in der ganzen Welt.

Äther war jedoch nicht ohne Nachteile. Er war brennbar, hatte einen unangenehmen Geruch und konnte Übelkeit verursachen. Andere Wirkstoffe, wie z.B. Chloroform, wurden bald darauf eingeführt. Chloroform gewann an Popularität, nachdem es 1853 zur Linderung der Geburtsschmerzen von Königin Victoria eingesetzt wurde. Trotz seiner Popularität hat es seine eigenen Risiken, insbesondere die Herztoxizität.

Ende des 19. und Anfang des 20. Jahrhunderts wurden mit der Entdeckung von Kokain als Lokalanästhetikum und der Einführung des auch heute noch verwendeten Stickoxids bedeutende Fortschritte erzielt. Parallel dazu ermöglichte die Entwicklung von Intubationstechniken den Anästhesisten die Fähigkeit, die Atemwege offen zu halten.

Mit dem Fortschritt der Wissenschaft entwickelte sich auch die Anästhesie mit der Einführung von Barbituraten, Benzodiazepinen und anderen intravenösen Wirkstoffen weiter. Im 20. Jahrhundert wurde die elektronische Patientenüberwachung eingeführt, die es den Anästhesisten ermöglicht, Herz, Blutdruck, Sauerstoffversorgung und andere Vitalparameter in Echtzeit zu überwachen und so die Sicherheit der Patienten zu erhöhen.

Die Geschichte der Anästhesie ist ein Spiegelbild der menschlichen Fähigkeit, angesichts von Herausforderungen innovativ zu sein. Es ist die Geschichte von Beharrlichkeit, Mut und Einfallsreichtum. Dank dieser Fortschritte sind Operationen, die früher tödlich oder unmöglich waren, zur Normalität geworden und haben Millionen von Menschen ein neues Leben geschenkt. Und während wir in die Zukunft blicken, mit Technologien wie künstlicher Intelligenz und personalisierter Anästhesie, ist es sicher, dass die nächsten Seiten dieser Geschichte genauso, wenn nicht sogar noch revolutionärer sein werden.

# Rollen und Verantwortlichkeiten des Anästhesiepflegers

Der Anästhesiepfleger, eine zentrale Figur im Operationssaal, spielt eine entscheidende Rolle bei der Gewährleistung des Wohlergehens und der Sicherheit der

Patienten vor, während und nach einem chirurgischen Eingriff. Mit einer speziellen, gründlichen und strengen Ausbildung ist er das unverzichtbare Bindeglied zwischen dem Patienten, dem Operationsteam und der Anästhesiologie.

**Vor der Intervention :**
Eine der ersten Aufgaben des Anästhesiepflegers ist die präanästhetische Beurteilung. Er trifft sich mit dem Patienten, erfasst seine Krankengeschichte, mögliche Allergien, aktuelle Medikamente und alle anderen relevanten Informationen, um mögliche Komplikationen zu antizipieren und zu verhindern. Diese Phase dient auch dazu, den Patienten zu beruhigen, seine Ängste anzusprechen und ein Vertrauensverhältnis aufzubauen.

Er ist auch für die Vorbereitung der Medikamente und des Materials für die Anästhesie verantwortlich und stellt sicher, dass alles für den Eingriff bereit und in Ordnung ist.

**Während der Intervention :**
Wenn sich der Patient im Operationssaal befindet, ist der Anästhesiepfleger häufig derjenige, der die Anästhesie verabreicht, sei es eine Vollnarkose, eine Regionalanästhesie oder eine Lokalanästhesie. Während der gesamten Operation überwacht er ständig die Vitalparameter des Patienten - wie Herzfrequenz, Blutdruck, Sauerstoffsättigung und Temperatur - und passt die Anästhesie entsprechend an, um einen stabilen Zustand zu gewährleisten.

Darüber hinaus arbeitet er eng mit dem Chirurgen und dem medizinischen Team zusammen, berichtet über Veränderungen oder Anomalien und greift bei Komplikationen schnell ein.

**Nach der Intervention :**
Wenn die Operation abgeschlossen ist, spielt der Anästhesiepfleger eine Schlüsselrolle beim Aufwachen des Patienten. Er stellt sicher, dass der Patient sicher aufwacht, achtet auf mögliche Nebenwirkungen der Anästhesie und behandelt die postoperativen Schmerzen. Er ist oft das erste Gesicht, das der Patient nach der Operation sieht und bietet Trost und Informationen über den Eingriff.

**Zusätzliche Verantwortlichkeiten :**
Neben diesen wichtigen Aufgaben kann der Anästhesiepfleger auch für die Ausbildung von Schülern und neuem Personal, für die Forschung zur Verbesserung der Anästhesietechniken und für die Teilnahme an Krankenhausausschüssen zur Gewährleistung hoher Pflege- und Sicherheitsstandards verantwortlich sein.

Der Anästhesiepfleger ist ein Wächter der Patientensicherheit, ein Pfeiler der chirurgischen Welt, der technische Fähigkeiten, fundiertes medizinisches Wissen und Mitgefühl vereint. Seine beruhigende Präsenz und sein Fachwissen stellen sicher, dass in der komplexen und sich ständig verändernden Welt der Anästhesie jeder Patient die qualitativ hochwertigste Versorgung erhält.

# Die wichtigsten Merkmale
## eine effiziente Anästhesiepflegekraft

Die Anästhesiepflegekraft trägt eine große Verantwortung innerhalb des medizinischen Teams. Um diese Rolle kompetent ausüben und die Sicherheit und das Wohlergehen der Patienten gewährleisten zu können, muss er über eine einzigartige Kombination aus professionellen, zwischenmenschlichen und emotionalen Qualitäten verfügen. Hier sind die wichtigsten Merkmale eines effizienten Anästhesiepflegers :

**Klinische** Fachkenntnisse: Im Zentrum des Berufes steht eine solide Kenntnis der Anästhesieprinzipien, der Medikamente und der Techniken. Die Fähigkeit, auf der Grundlage dieses Fachwissens schnelle Entscheidungen zu treffen, ist von entscheidender Bedeutung.

**Aufmerksamkeit für Details**: Bei der Verabreichung von Anästhetika kann eine kleine Abweichung in der Dosierung oder ein Versäumnis bei der Beurteilung des Patienten große Folgen haben. Ein aufmerksames Auge für Details ist daher von entscheidender Bedeutung.

**Kommunikationsfähigkeiten**: Die Anästhesiepflegekraft muss in der Lage sein, effektiv mit Patienten, Familien und dem medizinischen Team zu kommunizieren. Er muss die Verfahren klar und beruhigend erklären und aktiv zuhören können.

**Ruhe unter Druck**: Im Operationssaal können jederzeit unvorhergesehene Situationen eintreten. Die Fähigkeit, ruhig zu bleiben, logisch zu denken und schnell zu handeln, ist von grundlegender Bedeutung.

**Empathie**: Die Gefühle anderer zu verstehen und zu teilen, insbesondere bei ängstlichen oder verängstigten Patienten, hilft, eine vertrauensvolle Beziehung aufzubauen und eine bessere Erfahrung für den Patienten zu gewährleisten.

**Anpassungsfähigkeit**: Die Medizin ist ein Bereich, der sich ständig weiterentwickelt. Ein effizienter Anästhesiepfleger ist bereit, sich an neue Techniken, Technologien und Praktiken anzupassen, um die bestmögliche Versorgung zu bieten.

**Teamgeist**: Die Zusammenarbeit mit Chirurgen, Krankenschwestern, Technikern und anderen Gesundheitsfachkräften ist für die Sicherheit und Effizienz eines Verfahrens von entscheidender Bedeutung.

**Problemlösungskompetenz**: Angesichts unvorhergesehener Herausforderungen oder Komplikationen muss ein Anästhesiepfleger in der Lage sein, kreativ und kritisch zu denken, um Lösungen zu finden.

**Berufliche Integrität**: Die Einhaltung einer strengen medizinischen Ethik, die Wahrung der Vertraulichkeit und das Handeln im Interesse des Patienten sind grundlegende Eigenschaften.

**Kontinuierliches Engagement für das Lernen**: Die Medizin schreitet mit Riesenschritten voran. Ein effizienter Anästhesiepfleger sucht ständig nach Weiterbildungsmöglichkeiten, um in seinem Bereich auf dem neuesten Stand zu bleiben.

Durch die Kombination dieser Eigenschaften ist der Anästhesiepfleger nicht nur ein Experte auf dem Gebiet der Anästhesiologie, sondern auch ein wichtiger Fürsprecher, Erzieher und Verbündeter für jeden Patienten, dem er begegnet. Diese Eigenschaften, wenn sie kultiviert und verfeinert werden, machen den Unterschied zwischen einer kompetenten und einer außergewöhnlichen Fachkraft aus.

# Kapitel 2

# GRUNDLAGEN DER ANÄSTHESIE

# Arten der Anästhesie:
# allgemein, lokal, regional

Die Kontrolle von Schmerz und Bewusstsein während medizinischer Verfahren ist das Herzstück der Anästhesiologie. Je nach Art des Eingriffs und dem Zustand des Patienten werden verschiedene Arten der Anästhesie eingesetzt. Jede hat ihre eigenen Vorteile, spezifischen Anwendungen und Erwägungen. Lassen Sie uns diese Arten der Anästhesie gemeinsam untersuchen.

- Allgemeine Anästhesie :
  - **Beschreibung**: Die Vollnarkose versetzt den Patienten in einen Zustand tiefer Bewusstlosigkeit. In diesem Zustand empfindet der Patient keine Schmerzen und hat keine Erinnerung an das Verfahren.
  - **Verabreichungsmethode**: Es kann durch Inhalation (Anästhesiegase) oder durch intravenöse Injektion verabreicht werden. Häufig wird eine Kombination aus beidem verwendet.
  - **Verwendung**: Wird häufig bei größeren Operationen wie Brust-, Bauch- und Herzoperationen verwendet.
  - **Erwägungen** : Die Überwachung der Vitalparameter ist von wesentlicher Bedeutung. Eine Intubation kann erforderlich sein, um die Atemwege zu schützen und eine angemessene Beatmung zu gewährleisten.

- Lokale Anästhesie :
  - **Beschreibung**: Die Lokalanästhesie betäubt einen bestimmten kleinen Bereich des Körpers, so dass der Patient bei vollem Bewusstsein bleibt.

**Verabreichungsmethode**: Wird häufig durch direkte Injektion in den Bereich des Eingriffs verabreicht.

**Verwendung**: Wird in der Regel für kleinere Eingriffe wie das Ziehen eines Zahns, die Entfernung eines Muttermals oder die Behandlung einer kleinen Hautläsion verwendet.

**Erwägungen**: Der Patient kann Druck oder Bewegung verspüren, aber keine Schmerzen. Während der Injektion kann ein leichtes Kribbeln oder Brennen auftreten.

Regionale Anästhesie :

**Beschreibung**: Taubheit in einem größeren Bereich des Körpers, wie z.B. einer ganzen Gliedmaße oder dem unteren Teil des Körpers.

Methode der Verabreichung :

Plexus-Nervenblock: Das Anästhetikum wird in der Nähe eines Nervengeflechts injiziert, das eine Region des Körpers, wie z.B. den Arm, betrifft.

**Rachianästhesie**: Das Anästhetikum wird in die Rückenmarksflüssigkeit um das Rückenmark herum injiziert, wodurch der untere Teil des Körpers betäubt wird.

Periduralanästhesie: Ähnlich wie die Spinalanästhesie, aber das Anästhetikum wird in den Epiduralraum um das Rückenmark herum injiziert.

**Verwendung**: Wird häufig bei Entbindungen (Epiduralanästhesie), Operationen an den Gliedmaßen oder Eingriffen am Unterbauch oder Becken verwendet.

**Erwägungen**: Der Patient bleibt bei Bewusstsein, aber die betäubte Region ist schmerzunempfindlich. In einigen Fällen können Beruhigungsmittel verabreicht werden, um den Patienten zu entspannen.

Jede dieser Anästhesiearten bietet je nach Verfahren und den Bedürfnissen des Patienten spezifische Vorteile. Die Wahl hängt von vielen Faktoren ab, einschließlich der Art des Eingriffs, des Gesundheitszustands des Patienten und manchmal auch der Präferenz des Patienten selbst. In jedem Fall besteht das Hauptziel darin, die Sicherheit und den Komfort des Patienten während des gesamten Eingriffs zu gewährleisten.

## Grundsätze der Pharmakologie in der Anästhesie

Die Pharmakologie ist ein wesentlicher Pfeiler der Anästhesie. Die Kenntnis der Medikamente, ihrer Wirkungen und Wechselwirkungen ist für die Sicherheit und Wirksamkeit der Anästhesie von grundlegender Bedeutung. Hier ist ein Überblick über die wichtigsten Prinzipien der Pharmakologie in der Anästhesie :

Pharmakokinetik :
**Absorption**: Wie gelangt das Medikament in den Körper? Zum Beispiel können inhalierte Medikamente schnell von der Lunge aufgenommen werden.
**Verteilung**: Wie wird das Medikament, nachdem es in den Körper gelangt ist, in den verschiedenen Geweben verteilt?
**Metabolismus**: Wie wird das Medikament umgewandelt oder abgebaut, in der Regel durch die Leber?

**Elimination**: Wie wird das Medikament aus dem Körper ausgeschieden, oft über die Nieren oder die Atmung?

Pharmakodynamik :

Beschreibt die Wirkung des Medikaments auf den Körper. Wie wirkt es auf zellulärer oder molekularer Ebene? Beispielsweise wirken einige Medikamente, indem sie die Ionenkanäle der Nervenzellen blockieren und so die Übertragung von Schmerzen verhindern.

Induktionsmittel :

Dies sind die Medikamente, die zur Einleitung einer Vollnarkose verwendet werden. Sie können intravenös oder inhalativ verabreicht werden.

Wartungspersonal :

Sobald der Patient unter Narkose steht, halten diese Medikamente den Zustand der Bewusstlosigkeit aufrecht. Dazu gehören inhalierte Gase wie Sevofluran oder Medikamente, die über eine kontinuierliche Infusion verabreicht werden.

Analgetika :

Diese Medikamente werden zur Behandlung und Reduzierung von Schmerzen eingesetzt. Dazu gehören Opioide wie Fentanyl oder Morphin und Nicht-Opioide wie Paracetamol.

Neuromuskuläre Blocker :

Diese Mittel werden eingesetzt, um eine Muskelentspannung herbeizuführen, und werden häufig bei Eingriffen verwendet, die eine vollständige Immobilisierung erfordern.

Reverend Agents :

Diese Medikamente werden verwendet, um die Wirkung anderer Wirkstoffe, wie z.B. neuromuskulärer Blocker, umzukehren.

Vasoaktiva :

- Diese Wirkstoffe beeinflussen den Gefäßtonus, den Blutdruck und die Kontraktilität des Herzens. Sie werden zur Unterstützung der kardiovaskulären Funktion während der Anästhesie eingesetzt.

Sedativa und Beruhigungsmittel :

- Werden zur Entspannung und Sedierung von Patienten vor und manchmal auch nach einer Operation verwendet.

Besondere Erwägungen :

- Wechselwirkungen mit Medikamenten, Allergien, genetische Variationen und Krankheitszustände können alle die Art und Weise beeinflussen, wie ein Patient auf ein Medikament reagiert. Wissen und Wachsamkeit sind von entscheidender Bedeutung.

Die Pharmakologie in der Anästhesie ist ein großes und komplexes Gebiet. Jedes Medikament hat einzigartige Eigenschaften und interagiert auf unterschiedliche Weise mit dem Körper. Ein umfassendes Verständnis dieser Prinzipien ermöglicht es dem Anästhesisten, Medikamente so auszuwählen und zu verabreichen, dass die Pflege optimiert und die Risiken minimiert werden.

# Überwachung des Patienten unter Anästhesie

Die Anästhesie ist, obwohl sie bei vielen Eingriffen Routine ist, ein heikles Verfahren, das eine genaue Überwachung des Patienten erfordert. Die Überwachung während der Anästhesie ist entscheidend, um die Sicherheit des Patienten zu gewährleisten, Komplikationen frühzeitig zu erkennen und die Maßnahmen des Anästhesisten zu steuern. Hier ein Überblick über die wichtigsten Elemente der Überwachung bei der Anästhesie :

Kardiovaskuläre Überwachung:

**Elektrokardiographie (EKG)**: Verfolgung der elektrischen Aktivitäten des Herzens, Erkennung von Arrhythmien und anderen Herzanomalien.

**Nicht-invasiver Blutdruck (NIBP)**: Regelmäßige Messung des Blutdrucks mit Hilfe einer Manschette.

**Invasiver Blutdruck (IAP)**: Kontinuierliche Messung des Blutdrucks über einen Katheter, der in eine Arterie eingeführt wird und üblicherweise bei größeren Operationen oder instabilen Patienten verwendet wird.

**Pulsoximetrie**: Messung der Sauerstoffsättigung des Blutes mit Hilfe eines Sensors, der normalerweise am Finger angebracht ist.

Atmungsüberwachung:

**Kapnographie**: Eine kontinuierliche Messung des ausgeatmeten $CO_2$, die für die Beurteilung der Beatmung wichtig ist.

**Tidal Flow and Volume**: Verfolgt die Menge der Luft, die bei jedem Atemzug ein- und ausgeatmet wird.

**Analyse der ein- und ausgeatmeten Gase**: Stellt sicher, dass die Mischung der Atemgase angemessen ist und dass die Ausrüstung korrekt funktioniert.

Neurologische Überwachung:

**Bispectral Index (BIS)**: Ein Maß, das den Grad des Bewusstseins des Patienten während der Vollnarkose bewertet.

**Neuromuskuläres Monitoring**: Zur Überwachung der Wirkung von neuromuskulären Blockern und deren Reversion.

○ Temperaturüberwachung:

○ Die Überwachung der Körpertemperatur ist von entscheidender Bedeutung, da Hypothermie oder Hyperthermie während und nach der Operation schwerwiegende Folgen haben können.

Überwachung der Diurese:

○ Die Messung des Harnflusses kann Informationen über die Nierenfunktion und den hämodynamischen Zustand des Patienten liefern.

Überwachung der Narkosetiefe:

○ Mit Hilfe verschiedener Geräte und Techniken, wie z.B. dem BIS, wird sichergestellt, dass sich der Patient auf einem angemessenen Anästhesielevel befindet.

○ Gas Emboli Detektoren:

○ Wird bei bestimmten Operationen mit hohem Risiko für Gasembolien verwendet.

○ Hämostatische Überwachung:

○ Bei Operationen mit hohem Blutungsrisiko kann die Überwachung der Blutgerinnung in Echtzeit von entscheidender Bedeutung sein.

○ Alarme und Warnungen:

○ Alle Monitore sind mit Alarmen ausgestattet, um das medizinische Personal über Parameter zu informieren, die von den normalen Grenzwerten abweichen.

Bei der Überwachung eines Patienten unter Anästhesie sind Genauigkeit und Schnelligkeit von entscheidender Bedeutung. Anästhesisten müssen nicht nur darin geschult sein, die von diesen Monitoren gelieferten Daten zu interpretieren, sondern auch darin, schnell und angemessen auf jede festgestellte Anomalie zu reagieren. Die moderne Technologie hat die Sicherheit des Patienten während der Anästhesie erheblich verbessert, aber es sind die Wachsamkeit und das Fachwissen des Anästhesisten, die den Kern einer sicheren und effektiven Pflege ausmachen.

# Kapitel 3

# DAS VOR-OPERATORIUM

# Präanästhetische Bewertung des Patienten

## • Anamnese

Die Anamnese ist ein grundlegendes Element der Medizin. Es ist der Prozess, bei dem das medizinische Fachpersonal Informationen über den Patienten sammelt, indem es ihm Fragen über seine medizinische Vergangenheit, seine aktuellen Symptome, seinen Lebensstil, seine Gewohnheiten und andere relevante Aspekte seiner Gesundheit stellt. Im Zusammenhang mit der Anästhesie ist eine sorgfältig durchgeführte Anamnese von wesentlicher Bedeutung, um mögliche Komplikationen vorherzusehen und zu verhindern.

- Demographische Informationen:
  - Name, Alter, Geschlecht, Gewicht, Größe und Kontaktinformationen. Diese grundlegenden Informationen können die Entscheidungen über die Anästhesie beeinflussen.
- Medizinische Vorgeschichte:
  - Chronische Krankheiten (Diabetes, Bluthochdruck, Asthma, Herz-, Nieren- oder Lebererkrankungen usw.).
  - Chirurgische Geschichte, insbesondere frühere Erfahrungen mit der Anästhesie.
  - Historische Allergien, einschließlich Reaktionen auf Medikamente.
  - Derzeit eingenommene Medikamente, einschließlich Dosierungen, frei verkäufliche Medikamente und Nahrungsergänzungsmittel.
- Geschichte der Anästhesie:
  - Frühere Komplikationen im Zusammenhang mit der Anästhesie, wie bösartige Hyperthermie, allergische Reaktionen oder andere Nebenwirkungen.

- Familiäre Erfahrungen mit der Anästhesie, da einige Komplikationen eine genetische Veranlagung haben können.

Gewohnheiten und Lebensweise:
  - Alkohol-, Tabak- oder Drogenkonsum.
  - Körperliche Aktivität und Fitnessniveau.
  - Ernährung und Diät.

Aktuelle Symptome:
  - Im Zusammenhang mit einem chirurgischen Eingriff ist es wichtig, die aktuellen Symptome des Patienten, den Grund für den Eingriff und die Dauer der Symptome zu verstehen.

Klinische Untersuchung:
  - Beurteilung des Allgemeinzustandes, Herz- und Lungenauskultation, Untersuchung der Mundhöhle zur Beurteilung der Intubierbarkeit.

Sozialer und familiärer Hintergrund:
  - Familiengeschichte von Krankheiten oder medizinischen Komplikationen, Lebensumstände des Patienten (familiäre Unterstützung, berufliches Umfeld, etc.).

Spezifische Fragen zur Anästhesie:
  - Letzte Mahlzeit (zur Bewertung des Aspirationsrisikos).
  - Zahnprobleme (Risiko bei der Intubation).
  - Eine Vorgeschichte von Schlafapnoe oder anderen Schlafstörungen.

Bedenken und Fragen des Patienten:
  - Es ist entscheidend, alle Bedenken oder Fragen anzusprechen, die der Patient bezüglich der Anästhesie oder des Eingriffs selbst haben könnte.

Die Anamnese ist ein entscheidender Schritt für den Aufbau eines Vertrauensverhältnisses zwischen Patient und Anästhesist. Sie ist auch ein Schlüsselmoment, um lebenswichtige Informationen zu sammeln, die die klinischen Entscheidungen leiten. Im Bereich der

Anästhesie kann eine sorgfältige Anamnese den Unterschied zwischen einem erfolgreichen Eingriff und potenziell schwerwiegenden Komplikationen ausmachen.

## • Klinische Untersuchung

Die klinische Untersuchung ist ein wesentlicher Schritt im diagnostischen Prozess und folgt in der Regel auf die Anamnese. Bei dieser Untersuchung beurteilt der Arzt den Patienten methodisch und systematisch mit allen Sinnen und oft mit Hilfe spezieller Instrumente, um die objektiven Anzeichen einer Pathologie oder eines Zustands zu erkennen. Für einen Anästhesiepfleger oder Anästhesisten ist diese Untersuchung von entscheidender Bedeutung, um den Zustand des Patienten vor einem Eingriff zu beurteilen und mögliche Herausforderungen oder Komplikationen zu antizipieren.

Allgemeine     Prüfung:
- Allgemeines     Erscheinungsbild: Körperhaltung, Ernährungszustand, Bewusstseinsniveau.
- Vitalzeichen: Temperatur, Puls, Blutdruck, Atemfrequenz und Sauerstoffsättigung.

Untersuchung des Kopfes und des Halses:
- **Augen**: Pupillen, Bindehäute.
- **Ohren**: externe Beurteilung, ggf. Otoskopie.
- **Mund**: Beurteilung der Zahnhygiene, der Zahnbeweglichkeit (Risiko bei der Intubation), der Mundöffnung, der Zunge und des Gaumens. Visualisierung des Oropharynx, um die Schwierigkeit der Intubation vorherzusehen.
- **Hals**: Beweglichkeit, Vorhandensein von Massen, Palpation der Luftröhre, Beurteilung von Markierungen für eine mögliche Krikothyrotomie.

Herz-Kreislauf-Untersuchung:

Auskultation des Herzens, um Herzgeräusche, unregelmäßige Rhythmen oder andere Abnormalitäten festzustellen.

Palpation der peripheren Pulse.

Lungenuntersuchung:

Inspektion: Symmetrie, Einsatz von Hilfsmuskeln.

Palpation: Suche nach Rasselgeräuschen.

Perkussion: Bewertung der Bereiche mit Hypo- oder Hyperresonanz.

Auskultation: Hören der Atemgeräusche, Suche nach Rasselgeräuschen, Zischlauten oder anderen Abnormalitäten.

Abdominale Untersuchung:

Inspektion: Form, Bewegung mit der Atmung.

Auskultation: Darmgeräusche.

Palpation: Schmerz, Masse, vergrößerte Organe.

Perkussion: Beurteilung der Größe der Leber, der Milz und des Vorhandenseins von Flüssigkeit.

Neurologische Untersuchung:

Beurteilung des Bewusstseins, der Orientierung, des Gedächtnisses.

Tests der Reflexe, der Kraft, des Gefühls und der Koordination.

Bewertung der Hirnnerven.

Muskuloskelettale Untersuchung:

Bewertung der Beweglichkeit, Kraft, Suche nach Deformationen oder Arthritis.

Hautuntersuchung:

Untersuchung auf Ausschläge, Prellungen, Wunden oder andere Läsionen. Beurteilung der Hydratation.

Spezifische Prüfung für die Anästhesie:

Beurteilung der Wirbelsäule für eine mögliche Spinal- oder Periduralanästhesie.

Bewertung der Venen für einen potenziellen intravenösen Zugangsweg.

Die klinische Untersuchung, die die Anamnese ergänzt, vermittelt ein vollständiges Bild des Zustands des Patienten. Für einen Anästhesisten ermöglicht sie es, Schwierigkeiten vorauszusehen, den Anästhesieplan anzupassen und die Sicherheit und das Wohlbefinden des Patienten vor, während und nach der Operation zu gewährleisten.

### • Zusätzliche Untersuchungen

Nach der Anamnese und der klinischen Untersuchung spielen die weiteren Untersuchungen eine Schlüsselrolle bei der Vorbereitung eines Patienten auf einen Eingriff, der eine Anästhesie erfordert. Diese Untersuchungen liefern objektive Daten über den Gesundheitszustand des Patienten, die eine weitere Risikobewertung und eine optimale Planung der Anästhesie ermöglichen.

Blutuntersuchungen:

**Blutbild (NFS)**: Zur Beurteilung von Anämie, Infektionen oder anderen hämatologischen Störungen.

**Leber- und Nierenwerte**: Diese geben Aufschluss über die Funktion der Leber und der Nieren, die für die Metabolisierung und Ausscheidung von Anästhetika unerlässlich sind.

Prothrombinzeit (PT) und aktivierte Kephalinzeit (ACT): Zur Beurteilung der Blutgerinnung.

**Blutzuckerspiegel**: Besonders bei Diabetikern.

**Elektrolyte**: Natrium, Kalium, Chlor, Bikarbonat, um Ungleichgewichte zu bewerten, die die Reaktion auf die Anästhesie beeinflussen könnten.

Elektrokardiogramm (EKG):

Wichtig für Patienten mit einer kardialen Vorgeschichte oder bestimmten Risikofaktoren. Das EKG kann Arrhythmien, Ischämie oder andere Herzanomalien aufzeigen.

Thorax-Röntgenaufnahme:

Kann bei Atemwegssymptomen, Rauchen oder bei größeren Eingriffen angefordert werden.

Spirometrie:

Eine Beurteilung der Lungenfunktion, insbesondere bei Patienten mit einer Vorgeschichte von Lungenerkrankungen wie Asthma oder COPD.

Echokardiographie:

Für Patienten mit Herzgeräuschen, Herzinsuffizienz oder anderen Herzerkrankungen, um die Funktion und Struktur des Herzens zu beurteilen.

Allergietests:

Wenn der Patient eine Vorgeschichte von Allergien hat, können spezifische Tests durchgeführt werden, um die genauen Wirkstoffe zu identifizieren, auf die der Patient allergisch ist.

Andere Bilder:

Je nach Art des Eingriffs und der Vorgeschichte des Patienten können andere bildgebende Verfahren wie CT, MRT oder Angiographie erforderlich sein.

Spezialisierte Konsultationen:

Je nach Komorbiditäten des Patienten können Konsultationen mit anderen Fachärzten (Kardiologe, Pneumologe, Nephrologe usw.) erforderlich sein, um den Zustand des

Patienten vor der Operation zu beurteilen und zu optimieren.

Zusätzliche Untersuchungen werden nicht systematisch für jeden Patienten angeordnet, sondern auf der Grundlage der spezifischen Bedürfnisse des Patienten und der Art des Eingriffs entschieden. Das Hauptziel besteht darin, die Sicherheit des Patienten zu gewährleisten, indem die mit der Anästhesie und der Operation selbst verbundenen Risiken minimiert werden.

## Mentale Vorbereitung und emotionalen Zustand des Patienten

Die Vorbereitung auf einen chirurgischen Eingriff beschränkt sich nicht nur auf die körperliche Beurteilung und die Tests. Der mentale und emotionale Aspekt ist ebenso entscheidend. Patienten, die mit einem chirurgischen Eingriff konfrontiert werden, können eine Vielzahl von Emotionen empfinden, darunter Angst, Furcht oder sogar Depression. Die Berücksichtigung und der Umgang mit diesen emotionalen Aspekten kann die Erfahrung des Patienten und in einigen Fällen sogar die postoperativen Ergebnisse stark beeinflussen.

- Bewertung von Angstzuständen:
  - Erkennen Sie die Anzeichen von Angstzuständen wie Nervosität, Schlafstörungen oder körperliche Erscheinungen wie Herzklopfen.
  - Verwenden Sie standardisierte Bewertungsinstrumente, wie den Amsterdamer Fragebogen zur präoperativen Angst, um die Angst zu quantifizieren.
- Effektive Kommunikation:
  - Bereitstellung klarer und verständlicher Informationen über das Verfahren, die

Anästhesie, die Risiken und den Genesungsprozess.

Geben Sie dem Patienten Zeit, Fragen zu stellen, und sorgen Sie für vollständige Antworten.

Entspannungstechniken:

Ermutigen Sie zu tiefer Atmung, Visualisierung oder Meditation, um die Angst zu reduzieren. In einigen Fällen kann eine präoperative Schulung über diese Techniken angeboten werden.

Psychotherapeutische Unterstützung:

Bei besonders ängstlichen Patienten sollten Sie eine Konsultation mit einem Psychologen oder Psychotherapeuten in Erwägung ziehen.

Interventionen wie kognitive Verhaltenstherapie können von Vorteil sein.

Einbeziehung der Angehörigen:

Die Einbeziehung der Familie oder der Angehörigen des Patienten in den Vorbereitungsprozess kann eine zusätzliche emotionale Unterstützung bieten.

Vorbereitung auf postoperative Schmerzen:

Informieren Sie den Patienten über mögliche postoperative Schmerzen und Strategien zu deren Bewältigung.

Beruhigung über die effektive Schmerzbehandlung.

Pharmakologische Unterstützung:

Bei einigen Patienten können vor dem Eingriff Medikamente wie z.B. Anxiolytika verschrieben werden.

Workshops und Selbsthilfegruppen:

Einige Krankenhäuser bieten Workshops oder Selbsthilfegruppen für Patienten an, die sich einer Operation unterziehen müssen, damit sie ihre Sorgen mitteilen und von den Erfahrungen anderer lernen können.

Die mentale und emotionale Vorbereitung ist entscheidend, um sicherzustellen, dass der Patient unter den bestmöglichen Bedingungen in den Eingriff geht. Eine solche Vorbereitung kann nicht nur die Erfahrung des Patienten verbessern, sondern auch seine Genesung und die postoperativen Ergebnisse positiv beeinflussen.

## Antizipation klinischer Herausforderungen

Im Bereich der Anästhesie sind Anästhesiepfleger mit einer Vielzahl von klinischen Herausforderungen konfrontiert, die sie vorhersehen und kompetent bewältigen müssen. Diese Herausforderungen können je nach Art der Operation, dem Gesundheitszustand des Patienten und vielen anderen Faktoren variieren. Sie zu antizipieren kann dazu beitragen, die Risiken zu minimieren und die Sicherheit des Patienten zu gewährleisten.

- Schwierige Anatomie:
  - Patienten mit schwierigen Atemwegen oder komplexer Gefäßanatomie im Voraus zu identifizieren, um die Intubation und das Legen von Kathetern zu erleichtern.
  - Verwendung von Instrumenten wie der Mallampati-Klassifikation zur Bewertung des Risikos einer schwierigen Intubation.
- Komorbiditäten:
  - Erkennen Sie Patienten mit erheblichen Komorbiditäten (Herz-, Lungen-, Nierenerkrankungen usw.), die ihre Reaktion auf die Anästhesie beeinträchtigen oder das Risiko von Komplikationen erhöhen könnten.

Allergische Reaktionen:
  Kenntnis der Allergieanamnese des Patienten, um Medikamente oder Produkte zu vermeiden, die eine Reaktion hervorrufen könnten.
Schmerzmanagement:
  Antizipieren Sie den Schmerzmittelbedarf des Patienten, insbesondere bei Eingriffen, die bekanntermaßen erhebliche postoperative Schmerzen verursachen.
Mögliche Komplikationen:
  Vorbereitung auf Komplikationen wie Aspiration, Hypoxie, Hypotonie oder andere unerwünschte Ereignisse.
Ausstattung und Technologie:
  Gewährleistung der Verfügbarkeit und Funktionsfähigkeit der erforderlichen Ausrüstung und Vorbereitung auf mögliche Fehlfunktionen.
Wechselwirkungen mit anderen Arzneimitteln:
  Sie sollten sich der Medikamente, die der Patient regelmäßig einnimmt, bewusst sein und mögliche Wechselwirkungen mit den Anästhetika antizipieren.
Behandlung von pädiatrischen und älteren Patienten:
  Kinder und ältere Menschen stellen einzigartige Herausforderungen in Bezug auf die Anästhesie dar. Eine spezielle Ausbildung und Vorbereitung ist für diese Bevölkerungsgruppen unerlässlich.
Physiologische Veränderungen während der Operation:
  Antizipieren Sie mögliche Schwankungen der Körpertemperatur, des Flüssigkeitsniveaus und des Elektrolythaushalts während des Eingriffs.
Kommunikation:

Gewährleistung einer klaren Kommunikation mit dem chirurgischen Team, dem Patienten und der Familie, um Probleme vorherzusehen und schnell zu lösen.

Die Antizipation klinischer Herausforderungen erfordert eine Kombination aus Ausbildung, Erfahrung und Wachsamkeit. Indem sie sich im Voraus vorbereiten, können Anästhesiepfleger sicherstellen, dass der Patient die bestmögliche Versorgung erhält und gleichzeitig die mit der Anästhesie und dem chirurgischen Eingriff verbundenen Risiken minimiert werden.

# Kapitel 4

# IM
# OPERATIONSSAAL

# Induktionstechniken
# und die Aufrechterhaltung der Anästhesie

Die Anästhesieeinleitung ist der Prozess, bei dem ein Patient vom bewussten in den anästhesierten Zustand übergeht, während sich die Aufrechterhaltung auf den Zeitraum bezieht, in dem der Patient unter Anästhesie bleibt. Die Techniken zur Einleitung und Aufrechterhaltung der Anästhesie sind entscheidend, um eine sichere und schmerzfreie Operation zu gewährleisten.

Intravenöse Induktion:

- **Verwendete Mittel**: Propofol, Thiopental, Etomidat, Ketamin.
- Sie werden intravenös verabreicht, was zu einer schnellen Bewusstlosigkeit führt.

Induktion Inhaliert:

- **Verwendete Mittel**: Sevofluran, Desfluran, Isofluran.
- Wird häufig bei Kindern oder wenn der intravenöse Zugang schwierig ist, verwendet. Der Patient atmet das Anästhesiegas durch eine Maske ein.

Opiate:

- **Verwendete Wirkstoffe**: Fentanyl, Remifentanil, Morphin, Sufentanil.
- Helfen bei der Schmerzbehandlung und können während der Einleitung und Aufrechterhaltung verwendet werden, um die anästhetische Wirkung zu verstärken.

Mittel zur neuromuskulären Blockade:

- **Verwendete Mittel**: Rocuronium, Succinylcholin, Atracurium.
- Werden zur Erleichterung der Intubation und zur Muskelentspannung während der Operation verwendet.

Aufrechterhaltung der Anästhesie:
Kann mit intravenösen Mitteln wie Propofol als kontinuierliche Infusion oder mit inhalativen Mitteln wie Sevofluran oder Desfluran durchgeführt werden.

Ausgewogene Anästhesietechniken:
Kombinieren verschiedene Wirkstoffe, wie Opiate, intravenöse und inhalative Wirkstoffe, um die Anästhesie zu optimieren und gleichzeitig die Nebenwirkungen zu minimieren.

Überwachung:
Wesentlich während der Einleitung und Aufrechterhaltung zur Überwachung der Narkosetiefe, der Herz-Kreislauf-Funktion, der Lungenfunktion und anderer kritischer Parameter.

Belüftung:
Sobald der Patient unter Narkose steht, wird die Beatmung in der Regel durch ein Beatmungsgerät sichergestellt, je nach den Bedürfnissen des Patienten und der Operation.

Regionale Technische Kommissionen:
Können als Ergänzung zur Vollnarkose oder als Hauptanästhesieverfahren verwendet werden. Beispiele: Nervenblockaden, Periduralanästhesie, Spinalanästhesie.

Wecken:
Nach der Operation werden die Anästhetika abgesetzt oder umgekehrt und der Patient wird sorgfältig überwacht, bis er das Bewusstsein und eine angemessene Atemfunktion wiedererlangt hat.

Die Techniken zur Einleitung und Aufrechterhaltung der Anästhesie erfordern Fachwissen und ein umfassendes Verständnis der Pharmakologie, Physiologie und der Anästhesieausrüstung. Das Hauptziel besteht darin, sicherzustellen, dass der Patient während des gesamten chirurgischen Eingriffs bequem, schmerzfrei und sicher bleibt.

## Verwaltung der Luftwege

Das Management der Atemwege ist eine der grundlegendsten und kritischsten Fähigkeiten eines Anästhesiepflegers. Eine angemessene Beherrschung dieser Fähigkeit ist entscheidend, um eine angemessene Beatmung und Sauerstoffversorgung des Patienten während der Anästhesie zu gewährleisten. Lassen Sie uns dies in einer flüssigen Art und Weise angehen, indem wir die Schlüsselelemente detailliert erläutern:

- Bewertung von Luftstraßen:
    - Die Bedeutung dieses Schrittes darf nicht unterschätzt werden. Dazu gehören die körperliche Untersuchung (wie Mallampati-Klassifikation, Thyromentaldistanz, Nackenbeweglichkeit), die Krankengeschichte des Patienten und, falls erforderlich, bildgebende Verfahren.
- Positionierung:
    - Die Position des Kopfes und des Halses kann die Leichtigkeit der Intubation stark beeinflussen. Die sogenannte "Rosenduftposition" - Ausrichtung der Ohren mit dem Brustbein unter Verwendung von Kissen - wird häufig verwendet.
- Oxygenierung Vor-Oxygenierung:
    - Vor jedem Intubationsversuch wird empfohlen, den Patienten mit Präoxygen zu versorgen, um die Sauerstoffreserven zu erhöhen.

Intubationstechniken:
Die orotracheale Intubation ist am gebräuchlichsten, aber bei einigen Operationen kann eine nasotracheale Intubation erforderlich sein. Die Verwendung von Video-Laryngoskopen kann die Visualisierung der Atemwege erleichtern.

Maskenbeatmung:
In bestimmten Situationen kann es notwendig sein, den Patienten vor der Intubation mit einer Gesichtsmaske zu beatmen, oder wenn die Intubation verzögert oder unmöglich ist.

Supraglottische Vorrichtungen:
Diese Geräte, wie z.B. die Larynxmaske, können als Alternative zur trachealen Intubation oder als Rettungsgerät bei schwieriger Intubation eingesetzt werden.

Schwierige Luftwege:
Für den Fall, dass die Intubation fehlschlägt, sind ein klarer Plan und spezielle Geräte (wie Glasfaser-Laryngoskope) von entscheidender Bedeutung. Regelmäßige Schulungen an Puppen und in Workshops können helfen, sich auf diese Situationen vorzubereiten.

Extubation:
Die sichere Entfernung des Tubus am Ende der Operation ist ebenso entscheidend wie seine Einführung. Es muss sichergestellt werden, dass der Patient wach ist, über intakte Reflexe verfügt und seine Atemwege schützen kann.

Komplikationen:
Es ist wichtig, sich der möglichen Komplikationen wie Aspiration, Trauma der Atemwege oder Bronchospasmus bewusst zu sein und darauf vorbereitet zu sein.

Kontinuierliche Ausbildung und Training: Mit dem Aufkommen neuer Technologien und Techniken sind kontinuierliche Schulungen und Simulationen von Notfallszenarien von entscheidender Bedeutung.

Das Management der Atemwege ist ein schwieriger Tanz zwischen Wissenschaft und Kunst, der eine perfekte Synchronisation von Kompetenz, Fachwissen und Geistesgegenwart erfordert. In den Händen eines kompetenten Anästhesiepflegers gewährleistet dieser Tanz eine sichere und effektive Chirurgie.

## Fortgeschrittene Überwachung und ihre Bedeutung

Die fortschrittliche Überwachung im Operationssaal und im Aufwachraum geht über die Standardmethoden hinaus und ermöglicht eine gründlichere Beurteilung der Physiologie des Patienten. In einem medizinischen Umfeld, in dem jede Sekunde zählt, bieten diese fortschrittlichen Tools den Klinikern ein wertvolles Fenster zum Zustand ihrer Patienten und ermöglichen es ihnen, dynamische Veränderungen, die auftreten können, zu antizipieren und schnell darauf zu reagieren.

Hämodynamische Überwachung:
**Transösophageale Echokardiographie (TEE)**: Liefert Echtzeitbilder des Herzens zur Beurteilung der Herzfunktion, des Ventrikelvolumens und zur Erkennung von Herzklappen- oder Herzbeutelerkrankungen.
**Impedanzkardiometrie**: Verwendet elektrische Ströme zur Schätzung des Herzzeitvolumens, der Vorlast und anderer hämodynamischer Parameter.

**Analyse der Blutdruckvariabilität**: Eine indirekte Messung der Vorlast, der Gefäßreaktivität und der Baroreflex-Reaktivität.

Neurologischer Monitor:

**Bispectral Index (BIS)**: Ein Instrument zur Beurteilung der Narkosetiefe durch Analyse der Gehirnströme, um eine zu tiefe oder zu leichte Narkose zu vermeiden.

**Near-Infrared Spectroscopy (NIRS)**: Misst die Sauerstoffsättigung des Gehirns und ist nützlich für die Überwachung der Gehirnperfusion bei großen kardiovaskulären oder neurochirurgischen Eingriffen.

Überwachung der Gewebeperfusion:

**Laktatmonitoring**: Ein indirekter Indikator für die Gewebeperfusion, wobei hohe Werte auf Hypoperfusion oder Ischämie hindeuten.

**Kapnographie**: Eine Messung des ausgeatmeten $CO_2$, das für die Überwachung der Ventilation und unter bestimmten Umständen auch der Gewebeperfusion von entscheidender Bedeutung ist.

Überwachung der Atmungsfunktion:

**Elektrische Impedanz-Tomographie**: Eine nichtinvasive Technik, um die Verteilung des Lungenvolumens in Echtzeit darzustellen. Dies kann bei der Optimierung der Beatmungsstrategie bei Patienten mit Lungenschäden helfen.

Die Bedeutung des fortgeschrittenen Monitorings:

**Antizipation**: Ermöglicht es Klinikern, Komplikationen zu antizipieren, bevor sie kritisch werden.

**Individuelle Pflege**: Fördert eine personalisierte Pflege, die die Maßnahmen an die spezifischen Bedürfnisse des Patienten anpasst.

- **Optimierung der Ergebnisse**: Verringert die Morbidität und Mortalität durch schnellere und präzisere Interventionen.
- **Forschung und Ausbildung**: Bietet eine Grundlage für klinische Forschung und Ausbildung, die Möglichkeiten zum Lernen in Echtzeit bietet.

In der komplexen Welt der Anästhesie und der perioperativen Pflege ist das fortschrittliche Monitoring ein Rettungsanker, eine Schnittstelle zwischen dem Kliniker und den wesentlichen physiologischen Systemen des Patienten. So wie ein Navigator Instrumente verwendet, um sicher durch unbekannte Gewässer zu navigieren, nutzt der Anästhesiepfleger diese Instrumente, um den Patienten sicher durch die Herausforderungen der Chirurgie und Anästhesie zu führen.

# Verwaltung
## intraoperative Komplikationen

Intraoperative Komplikationen gehören zu den am meisten gefürchteten Herausforderungen in der Anästhesiologie. Die Geschwindigkeit und Genauigkeit der Reaktion kann den Unterschied zwischen einem vorübergehenden Ereignis ohne Folgen und einem katastrophalen Ergebnis ausmachen. Das Verständnis und die Beherrschung des Umgangs mit diesen Komplikationen ist für den Anästhesiepfleger von entscheidender Bedeutung.

- Hypoxämie und Hypoventilation:
  - Mögliche Ursachen: Obstruktion oder Verlegung des Endotrachealtubus, Bronchospasmus, Pneumothorax, Aspiration.

Interventionen: Sicherstellung einer angemessenen Oxygenierung, Überprüfung der Lage des Tubus, Verabreichung von Bronchodilatatoren, Erwägung einer endotrachealen Absaugung oder einer Thoraxdrainage, wenn ein Pneumothorax vermutet wird.

Niedriger Blutdruck:

Mögliche Ursachen: Blutung, anaphylaktische Reaktion, kardiogene Reaktion, Sepsis, anästhetische Depression.

Interventionen: Verabreichung von Flüssigkeit, Vasopressoren, Antihistaminika, Kortikosteroiden, inotrope Unterstützung und Identifizierung und Korrektur der zugrunde liegenden Ursache.

Bluthochdruck:

Mögliche Ursachen: Hypercarbie, chirurgische Retraktion, Blasenhypertrophie, Hyperthermie, systemisches Entzündungsreaktionssyndrom.

Interventionen : Antihypertensiva, Vertiefung der Anästhesie, Temperaturmanagement und Behandlung der zugrunde liegenden Ursache.

Kardiale Dysrhythmien:

Mögliche Ursachen: Ischämie, unausgeglichene Elektrolyte, Hypoxie, Hypercarbie.

Interventionen: Antiarrhythmika, Sauerstoffzufuhr, Korrektur von Elektrolytverschiebungen, ggf. Kardioversion.

Erhöhung des CO2 End-expiratorisch:

Mögliche Ursachen: Hypoventilation, Lungenembolie, fehlerhafter Anästhesiekreislauf.

Interventionen: Überprüfung der Beatmung, Beurteilung des Anästhesiekreislaufs,

Erwägung eines Herzultraschalls für die Embolie.

Hypothermie:

Mögliche Ursachen: Bluttransfusion, Wärmeverlust im Operationssaal, Medikamentenreaktion.

Interventionen: Heizdecken, erwärmte Flüssigkeiten, Begrenzung der Hautbelastung.

Aufwachen während der Anästhesie:

Mögliche Ursachen: Unzureichende Dosierung der Anästhetika, Fehlfunktion der Ausrüstung.

Interventionen: Verabreichung zusätzlicher Anästhesiemittel, Beruhigung des Patienten nach der Operation.

Mechanische Komplikationen:

Mögliche Ursachen: Verbrennungen durch elektrische Skalpellplatten, Explosionen durch entflammbare Gasgemische, lagebedingte Verletzungen.

Interventionen: Regelmäßige Überprüfung der Ausrüstung und der Position des Patienten, Befolgung strenger Sicherheitsprotokolle.

Der Schlüssel zum Umgang mit intraoperativen Komplikationen liegt in der Prävention, der Früherkennung und der schnellen Intervention. Die Anästhesiepflegekraft muss eng mit dem Chirurgen und dem Operationsteam zusammenarbeiten, potenzielle Probleme antizipieren und mit den erforderlichen Kenntnissen und Fähigkeiten gut vorbereitet sein, um diese zu bewältigen. In diesem dynamischen Umfeld sind eine klare Kommunikation und Teamkoordination für die Gewährleistung der Patientensicherheit von entscheidender Bedeutung.

# Kapitel 5

# DIE
# NACH-OPERATION

# Überwachung nach der Anästhesie

Die Zeit unmittelbar nach einer Anästhesie, die oft als Aufwachphase bezeichnet wird, ist kritisch. Während dieser Zeit befindet sich der Patient im Übergang zwischen dem Zustand der tiefen Anästhesie und der Rückkehr zu seiner basalen Normalität. Die Überwachung nach der Narkose ist von entscheidender Bedeutung, um die Sicherheit und den Komfort des Patienten zu gewährleisten.

Ort der Überwachung:

- **Aufwachraum oder Post-Anästhesie-Pflegeeinheit (USPA)**: Hierhin werden die meisten Patienten nach der Operation gebracht, um von Fachpersonal überwacht zu werden.

Vitalfunktionen:

- **Herzfrequenz und Rhythmus**: Jede Veränderung sollte notiert und bewertet werden.
- **Blutdruck**: Schwankungen können auf Probleme wie Blutungen oder Reaktionen auf Medikamente hinweisen.
- **Sauerstoffsättigung**: Entscheidend für die Feststellung einer Resthypoxie.
- **Atemfrequenz**: Um sicherzustellen, dass der Patient nach der Anästhesie adäquat atmet.

Neurologischer Status:

- **Bewusstseinsniveau**: Kehrt der Patient in seinen Grundzustand zurück? Gibt es Anzeichen für ein Aufwachen während der Anästhesie oder für übermäßige Schläfrigkeit?
- **Orientierung**: Kann er grundlegende Fragen zu Ort, Datum und Identität beantworten?

**Bewegung der Extremitäten**: Stellen Sie sicher, dass es keine postoperativen neurologischen Defizite gibt.

Schmerzmanagement:
Regelmäßige Beurteilung der Schmerzen des Patienten anhand standardisierter Skalen und Verabreichung von Schmerzmitteln nach Bedarf.

Management von postoperativer Übelkeit und Erbrechen (PONV):
Risikopatienten identifizieren, prophylaktische oder therapeutische Antiemetika verabreichen, falls erforderlich.

Thermische Verwaltung:
Überwachen Sie die Körpertemperatur. Verwenden Sie warme Decken oder andere Mittel, um hypotherme Patienten zu wärmen.

Inspektion chirurgischer Standorte:
Achten Sie auf Blutungen, Blutergüsse oder andere abnormale Zeichen.

Beurteilung der Funktion der Harnwege und des Magen-Darm-Traktes:
Überwachen Sie die Urinproduktion und das Vorhandensein von Gasen oder Stuhlgang, wenn dies für die Intervention relevant ist.

Bewertung der Atemfunktion:
Stellen Sie sicher, dass der Patient husten und tief atmen kann. Achten Sie auf Verstopfung oder andere Anzeichen von Atemwegskomplikationen.

Dokumentation:
Notieren Sie alle verabreichten Medikamente, Vitalzeichen, Beurteilungen und Maßnahmen in der Patientenakte.

Austrittskriterien:
Verwenden Sie standardisierte Kriterien, wie den Aldrete-Score, um zu bestimmen, wann ein Patient bereit ist, die USPA zu verlassen.

Die Überwachung nach der Narkose ist eine entscheidende perioperative Phase, in der es schnell zu Komplikationen kommen kann. Strenge Beobachtung, schnelles Eingreifen und effektive Kommunikation sind entscheidend, um die Sicherheit und das Wohlbefinden des Patienten in dieser Übergangszeit zu gewährleisten.

## Postoperative Schmerzbehandlung

Postoperative Schmerzen sind eine der größten Sorgen der Patienten nach einer Operation. Eine angemessene Schmerzbehandlung ist nicht nur humanitär, sondern fördert auch die Genesung, reduziert Komplikationen und verbessert die Zufriedenheit des Patienten. Im Folgenden wird die Behandlung von postoperativen Schmerzen flüssig beschrieben.

Nach einem chirurgischen Eingriff ist Schmerz eine natürliche Körperreaktion, aber das bedeutet nicht, dass er stillschweigend ertragen werden muss. Eine effektive postoperative Schmerzbehandlung ist eine Symphonie, bei der viele Akteure - Ärzte, Anästhesiepflegepersonal, Pflegepersonal und sogar der Patient - eine wesentliche Rolle spielen.

Bewertung von Schmerzen:
Bevor Schmerzen behandelt werden können, ist es wichtig, sie zu messen. Die Verwendung von Schmerzskalen, wie die visuelle Analogskala (VAS) oder die numerische Skala, bietet eine standardisierte Methode zur Bewertung der Schmerzintensität. Diese Bewertung muss regelmäßig und konsequent erfolgen und sowohl die Intensität als auch die Art des Schmerzes berücksichtigen.

Multimodaler Ansatz:
Die Idee hinter einer multimodalen Behandlung ist es, verschiedene Arten von Medikamenten und Techniken zur Schmerzlinderung einzusetzen, um die Dosis der einzelnen Wirkstoffe zu reduzieren und somit die Nebenwirkungen zu minimieren.

Schmerzstillende Medikamente:
**Nicht-opioide Analgetika**: Paracetamol und nichtsteroidale **Antirheumatika** (NSAR) wie Ibuprofen können zur Behandlung von leichten bis mäßigen Schmerzen verwendet werden.

**Opiate**: Medikamente wie Morphin, Fentanyl oder Oxycodon sind stark und wirksam, sollten aber wegen ihrer möglichen Nebenwirkungen mit Vorsicht verwendet werden.

**Lokalanästhetika**: Sie werden direkt an der Operationsstelle oder über regionale Techniken wie Nervenblockaden verabreicht und können eine wirksame Linderung ohne die systemischen Wirkungen von Opiaten bieten.

Ergänzende Techniken:
Methoden wie Kryotherapie, transkutane elektrische Nervenstimulation (TENS) oder sogar einige ergänzende Therapien wie Akupunktur können wirksam sein.

Nicht-medikamentöse Strategien:
Entspannungstechniken, Ablenkung, Musiktherapie oder kognitive Verhaltenstherapien können eine ergänzende Rolle bei der Schmerzbehandlung spielen.

Patientenaufklärung:
Ein informierter Patient ist ein Partner in der Behandlung. Die Aufklärung über die Optionen, die Erwartungen in Bezug auf Schmerzen und die möglichen Nebenwirkungen ist von entscheidender Bedeutung. Das Ziel ist nicht immer

die völlige Schmerzfreiheit, sondern ein beherrschbarer Schmerz, der eine funktionelle Erholung ermöglicht.

Überwachung von Nebenwirkungen:
Schmerzen und ihre Behandlung können Folgen haben. Verstopfung, Übelkeit, Juckreiz oder Atemdepression sind mögliche Nebenwirkungen, insbesondere bei Opioiden. Ihre frühzeitige Erkennung und Behandlung ist ebenso wichtig wie die Behandlung der Schmerzen selbst.

Die postoperative Schmerzbehandlung ist ein heikles Gleichgewicht zwischen wirksamer Schmerzlinderung und Minimierung der Nebenwirkungen. Es ist ein schwieriger Tanz, den jeder Angehörige des Gesundheitswesens lernen muss, um ihn zu perfektionieren, immer mit dem Wohl des Patienten im Mittelpunkt jeder Entscheidung.

## Häufige postanästhetische Komplikationen und ihre Behandlung

Komplikationen nach der Anästhesie können von Patient zu Patient unterschiedlich sein, je nach Gesundheitszustand, Art der Operation und der verwendeten Anästhesie. Obwohl die meisten Narkosen ohne Zwischenfälle verlaufen, ist es für das medizinische Fachpersonal von entscheidender Bedeutung, darauf vorbereitet zu sein, mögliche Komplikationen zu erkennen und zu behandeln. Im Folgenden werden diese Komplikationen und die Strategien zu ihrer Bewältigung erläutert.

1. Postoperative Übelkeit und Erbrechen (PONV):
   **Präsentation**: Bis zu 30% der Patienten können an PONV leiden, insbesondere nach bestimmten Operationen, z.B. am Ohr, an der Nase oder am Hals.
   **Behandlung**: Verabreichung von Antiemetika wie Ondansetron, Metoclopramid oder Dexamethason.

Bei Hochrisikopatienten wird auch eine proaktive Prävention empfohlen.

2. Hypoxämie (niedriger Sauerstoffgehalt im Blut):

**Präsentation**: Zyanose, Verwirrtheit und eine niedrige Sauerstoffsättigung sind häufige Anzeichen.

**Behandlung**: Verabreichung von Sauerstoff, Beurteilung der Atemwege und Suche nach zugrunde liegenden Ursachen wie Atelektase oder Lungenödem.

3. Respiratorische Depression:

**Präsentation**: Niedrige Atemfrequenz, Schwierigkeiten beim Aufwachen, reduzierte Sauerstoffsättigung.

**Behandlung**: Stimulation des Patienten, Überprüfung der Atemwege, Verabreichung von Sauerstoff. In schweren Fällen kann Naloxon verwendet werden, um die Wirkung von Opioiden umzukehren.

4. Unkontrollierte Schmerzen:

**Vorstellung**: Starke Schmerzen trotz Standard-Analgetika.

**Behandlung**: Neubewertung der Schmerzen, Anpassung der schmerzstillenden Medikamente, Anwendung multimodaler Ansätze.

5. Hypothermie oder Hyperthermie:

**Vorstellung**: Ungewöhnlich hohe oder niedrige Körpertemperatur nach einer Operation.

**Behandlung**: Bei Hypothermie wärmen Sie den Patienten mit Heizdecken. Bei Hyperthermie suchen Sie nach Ursachen, wie z.B. malignes neuroleptisches Syndrom oder maligne Hyperthermie, und behandeln Sie entsprechend.

6. Bradykardie oder Tachykardie:

**Präsentation**: Ungewöhnlich hohe oder niedrige Herzfrequenz.

**Behandlung**: Identifizierung und Behandlung der zugrunde liegenden Ursache. Atropin bei Bradykardie oder Antiarrhythmika bei Tachykardie, je nach Fall.

7. Allergische Reaktionen:

**Präsentation**: Hautausschlag, Juckreiz, Schwellung, Atembeschwerden.

**Behandlung**: Absetzen des verdächtigen Medikaments, Verabreichung von Antihistaminika, Kortikosteroiden oder Adrenalin je nach Schweregrad.

8. Harnretention:

**Vorstellung**: Unfähigkeit, nach der Operation zu urinieren, Bauchbeschwerden.

**Behandlung**: Beurteilung des postmiktionalen Residuums, ggf. Katheterisierung.

9. Postoperative Verwirrung oder Delirium:

**Präsentation**: Desorientierung, Erregung, Halluzinationen.

**Betreuung**: Gewährleistung der Sicherheit des Patienten, Neubewertung der Medikamente, Hydratation und manchmal Verabreichung von Antipsychotika.

Der Schlüssel zum Umgang mit postanästhetischen Komplikationen ist eine sorgfältige Überwachung, eine frühzeitige Erkennung von Problemen und eine schnelle Intervention. Jede Komplikation hat ihre eigenen Nuancen, aber mit einer angemessenen Ausbildung und einem gut koordinierten Team können die meisten effektiv gehandhabt werden, um die Sicherheit und das Wohlbefinden des Patienten zu gewährleisten.

# Kapitel 6

# SPEZIELLE TECHNIKEN IN ANÄSTHESIE

# Pädiatrische Anästhesie :
# Herausforderungen und Besonderheiten

Die pädiatrische Anästhesie ist ein heikles Fachgebiet, das nicht nur eine gründliche Kenntnis der physiologischen Besonderheiten des Kindes erfordert, sondern auch ein Gespür für seine psychologischen und emotionalen Bedürfnisse. Die Verabreichung einer Anästhesie an ein Kind ist nicht einfach eine Frage der "Miniaturisierung" der Praxis für Erwachsene. Dies ist eine fließende Erkundung der Herausforderungen und Besonderheiten, die die pädiatrische Anästhesie kennzeichnen.

Das erste, was man an einem Kind bemerkt, ist seine geringe Größe, aber diese geringe Größe verbirgt eine enorme Komplexität. Die physiologischen Systeme des Kindes entwickeln sich ständig weiter, was die Pädiatrie einzigartig und herausfordernd macht.

1. Physiologische Herausforderungen:

- **Atmungssystem**: Die Atemwege von Kindern sind proportional enger, was die Intubation und die mechanische Beatmung schwieriger macht. Außerdem haben Kinder einen höheren Sauerstoffverbrauch, was sie anfälliger für Hypoxie macht.
- **Herz-Kreislauf-System**: Kinder haben eine geringere Herzleistung, um den Blutverlust zu kompensieren, so dass eine genaue Überwachung während der Operation entscheidend ist.
- **Arzneimittelmetabolismus**: Die Art und Weise, wie Kinder Arzneimittel verstoffwechseln, unterscheidet sich von der von Erwachsenen. Die Dosis muss oft an das Körpergewicht oder die Körperoberfläche angepasst werden und nicht einfach proportional reduziert werden.

2. Psychologische Herausforderungen:

**Präoperative** Angst: Die Angst vor dem Unbekannten ist bei Kindern weit verbreitet. Es ist wichtig, sie zu beruhigen, manchmal mit Hilfe von präanästhetischen Medikamenten, aber auch durch nicht-medikamentöse Techniken wie Spiele oder Ablenkung.

**Trennung der Eltern**: Die Trennung der **Eltern** kann traumatisch sein. Viele Einrichtungen erlauben es den Eltern, ihr Kind in den Operationssaal zu begleiten, um die Angst zu verringern.

3. Technische Besonderheiten:

**Atemwege**: Die Ausrüstung zur Sicherung der pädiatrischen Atemwege muss speziell auf die Größe des Kindes abgestimmt sein, von Frühgeborenen bis zu Jugendlichen.

**Vaskulärer Zugang**: Die Venen von Kindern sind kleiner, was das Einführen von Kathetern schwieriger macht.

4. Spezifische Pathologien:

Viele Erkrankungen, wie bestimmte angeborene Herzkrankheiten oder Missbildungen, sind spezifisch für die pädiatrische Bevölkerung. Ein gründliches Verständnis dieser Erkrankungen ist für den pädiatrischen Anästhesisten von entscheidender Bedeutung.

5. Kommunikation:

Die Kommunikation mit einem Kind erfordert einen anderen Ansatz als die Kommunikation mit einem Erwachsenen. Pädiatrische Anästhesisten müssen in der Lage sein, die Verfahren auf eine Weise zu erklären, die für das Kind verständlich und beruhigend ist.

Die pädiatrische Anästhesie ist ein empfindliches Gleichgewicht zwischen Wissenschaft und Kunst. Jedes Kind ist einzigartig, mit seinen eigenen Bedürfnissen und Herausforderungen. Aber mit einer angemessenen Ausbildung, einem geduldigen Ansatz und einem tiefen

Verständnis für die Besonderheiten der Pädiatrie ist der Kinderanästhesist in der Lage, dieser besonders gefährdeten Bevölkerungsgruppe eine optimale Versorgung zu bieten.

# Anästhesie
# für geburtshilfliche Operationen

Die geburtshilfliche Chirurgie, insbesondere der Kaiserschnitt, ist einer der häufigsten chirurgischen Eingriffe weltweit. Die anästhesiologische Behandlung bei diesen Eingriffen ist aufgrund der mit der Schwangerschaft verbundenen physiologischen Veränderungen, der Anwesenheit von zwei Patienten (Mutter und Fötus) und der besonderen Herausforderungen, die mit der Dringlichkeit einiger Situationen verbunden sind, einzigartig. Im Folgenden finden Sie einen Überblick über die Anästhesie in der Geburtshilfe.

Der geburtshilfliche Operationssaal ist ein Ort, an dem jede Sekunde zählt. Es ist ein Ort, an dem das Leben oft beginnt, aber es ist auch ein Ort, an dem das Leben schnell in Gefahr geraten kann, wenn es nicht angemessen versorgt wird.

1. Physiologische Veränderungen während der Schwangerschaft

   **Atmungssystem**: Aufgrund der Vergrößerung der Gebärmutter wird das Zwerchfell nach oben gedrückt, wodurch die funktionelle Restkapazität verringert wird. Dies macht schwangere Frauen anfälliger für Hypoxie.

   **Herz-Kreislauf-System**: Das Blutvolumen nimmt während der Schwangerschaft zu, wodurch sich die hämodynamische Reaktion der Mutter verändert.

**Gastrointestinal**: Der Anstieg des Progesteronspiegels verlangsamt die Magenentleerung und erhöht das Risiko einer Aspiration.

2. Arten der Anästhesie für geburtshilfliche Operationen:

Periduralanästhesie: Diese Regionalanästhesie wird üblicherweise bei vaginalen Entbindungen und Kaiserschnitten eingesetzt. Sie hat den Vorteil, dass das Bewusstsein der Mutter erhalten bleibt und gleichzeitig eine wirksame Analgesie gewährleistet ist.

**Rachianästhesie**: Eine schnelle und wirksame Technik, die häufig bei Kaiserschnitten eingesetzt wird. Bei der Rachianästhesie wird ein Lokalanästhetikum in die Rückenmarksflüssigkeit injiziert.

**Vollnarkose**: Obwohl sie bei geplanten Kaiserschnitten weniger üblich ist, kann sie in Notfällen oder wenn eine Regionalanästhesie nicht möglich ist, erforderlich sein.

3. Management der Luftwege:

Die Intubation kann bei schwangeren Frauen aufgrund der anatomischen und physiologischen Veränderungen schwieriger sein. Eine sorgfältige Vorbereitung ist wichtig, um das Risiko zu minimieren.

4. Überwachung des Fötus:

Neben der Überwachung der Mutter ist es von entscheidender Bedeutung, das Wohlbefinden des Fötus zu überwachen. Die fetale Herzfrequenz ist ein wertvoller Indikator für den Zustand des Fötus während der Operation.

5. Mögliche Komplikationen:

**Mendelson-Syndrom**: Es handelt sich um eine Aspirationspneumonitis, die durch die Inhalation von saurem Mageninhalt verursacht wird. Prävention ist der Schlüssel, indem Antazida verwendet werden und eine schnelle und effektive Intubation gewährleistet wird, wenn dies erforderlich ist.

**Toxizität des Lokalanästhetikums**: Eine Überdosis kann zu neurologischen oder kardiovaskulären Symptomen führen.

6. Postoperative Schmerzen:

Die postoperative Schmerzbehandlung ist wichtig, um die Erholung und das Stillen zu fördern. Analgetika können in Kombination mit einer Regionalanästhesie eingesetzt werden.

7. Anästhesie in Notfällen:

Im Falle einer akuten fetalen Notlage oder einer Gebärmutterruptur kann ein Notkaiserschnitt erforderlich sein. Der Anästhesist muss bereit sein, schnell zu handeln und dabei die Sicherheit von Mutter und Kind zu gewährleisten.

Die geburtshilfliche Anästhesie ist ein heikles Gleichgewicht, das eine sorgfältige Behandlung sowohl der Mutter als auch des Fötus erfordert. Die Fähigkeit, schnell auf Veränderungen zu reagieren und gleichzeitig die Sicherheit von zwei Patienten zu gewährleisten, macht dieses Fachgebiet einzigartig und wichtig.

# Anästhesie in Notfallsituationen und in der Traumatologie

Notfallsituationen und Traumata gehören zu den angespanntesten und unvorhersehbarsten Bereichen der Medizin. Der Anästhesist spielt eine entscheidende Rolle bei der Stabilisierung, Beurteilung und Vorbereitung traumatisierter oder schwerkranker Patienten auf eine Notoperation. Unter diesen Umständen zählt jede Entscheidung, jede Sekunde kann den Unterschied ausmachen.

Das Pfeifen der Monitore, das Klappern der Instrumente, die schnellen Befehle, die zwischen den Teammitgliedern ausgetauscht werden: Ein Traumaraum in Aktion ist die Bühne für eine orchestrierte Symphonie, bei der der Anästhesist oft der Dirigent ist.

1. Anfangsbewertung und Stabilisierung:

- **Triage von Verletzten**: Die schnelle Identifizierung von Patienten, die eine sofortige Behandlung benötigen, ist von entscheidender Bedeutung. Triage-Systeme wie der Trauma-Score können dabei helfen.
- **Luftwege**: Die Gewährleistung eines sicheren Luftweges ist vorrangig. Dies kann eine Notfallintubation erfordern, manchmal unter nicht idealen Bedingungen.
- **Hämodynamik**: Die Stabilisierung des Blutdrucks und die Korrektur hämodynamischer Abweichungen sind von wesentlicher Bedeutung. Es können Flüssigkeiten, Bluttransfusionen und vasopressorische Medikamente erforderlich sein.

2. Bewertung der Schwere des Traumas:

- **Primäre Untersuchung**: Schnelle Identifizierung von vitalen Problemen, wobei häufig die ABCDE-Sequenz (Airway, Breathing, Circulation, Disability, Exposure) befolgt wird.
- **Sekundäre Untersuchung**: Eine detailliertere Untersuchung, um andere mögliche Verletzungen zu identifizieren.

3. Vorbereitung auf die Anästhesie:

- **Antizipation von Schwierigkeiten**: Aufgrund von Verletzungen oder Begleiterscheinungen kann die Anästhesie Herausforderungen mit sich bringen, wie z.B. schwierige Atemwege oder hämodynamische Instabilität.
- **Wahl der Anästhesiemittel**: Im Zusammenhang mit einem Trauma können bestimmte Mittel aufgrund ihres hämodynamischen Profils oder ihrer Nebenwirkungen bevorzugt werden.

4. Luftwegemanagement bei Trauma:

- **Risiken**: Verletzungen des Kopfes, des Halses oder des Gesichts können die Intubation erschweren.
- **Schnelle Intubationstechniken**: Diese Techniken zielen darauf ab, die Atemwege schnell zu sichern und gleichzeitig das Risiko einer Aspiration oder anderer Komplikationen zu minimieren.

5. Überwachung in Notfallsituationen:

- **Standardmonitoring**: Dazu gehören Blutdruck, EKG, Sauerstoffsättigung und in einigen Fällen Kapnographie.
- **Erweiterte Überwachung**: Je nach Situation kann dies die invasive Messung des Blutdrucks, die Überwachung der Anästhesietiefe oder die kontinuierliche Hämoglobinüberwachung umfassen.

6. Komplikationen und besondere Herausforderungen:

- **Halsverletzungen**: Das Risiko von Rückenmarksverletzungen muss bei der Handhabung des Halses berücksichtigt werden.
- **Traumatischer Schock**: Dies ist eine komplexe Reaktion auf einen großen Blutverlust, die ein sorgfältiges Flüssigkeitsmanagement, vasoaktive Mittel und Transfusionen erfordern kann.
- **Thorax- und Bauchtrauma**: Diese Verletzungen können die Wahl und das Management der Anästhesie beeinflussen.

7. Post-Anästhesie und Intensivpflege:

Nach der Operation müssen viele Traumapatienten auf der Intensivstation überwacht werden. Der Anästhesist spielt eine Rolle beim Übergang und bei der Empfehlung der postoperativen Behandlung.

Die Anästhesie in Notfallsituationen und in der Traumatologie ist eine Herausforderung. Sie erfordert Schnelligkeit, Genauigkeit und Flexibilität. Anästhesisten, die in diesem Bereich tätig sind, stehen oft vor schwierigen Entscheidungen, aber ihr Fachwissen ist entscheidend, um die Ergebnisse für schwer verletzte oder kranke Patienten zu optimieren.

# Kapitel 7

# SIMULATION
# IN
# DER ANÄSTHESIE

# Die Bedeutung der Simulation in der Ausbildung

Die Welt verändert sich rasend schnell und mit ihr die Anforderungen an moderne Berufe. Ob in der Luftfahrt, im medizinischen Bereich oder sogar im Bildungswesen, die Simulation ist zu einem Eckpfeiler der Ausbildung geworden. Sie schlägt eine Brücke zwischen der akademischen Theorie und der realen Praxis und ermöglicht es den Lernenden, in einer kontrollierten Umgebung zu experimentieren, Fehler zu machen und zu lernen.

Stellen Sie sich einen jungen Linienpiloten vor, der mit feuchten Händen und klopfendem Herzen seine erste Landung in dichtem Nebel vorbereitet. Oder ein unerfahrener Chirurg, der einen schwierigen Eingriff durchführen muss. Mit Hilfe von Simulationen können diese stressigen Szenarien sicher getestet werden, bevor sie in der Realität auftreten.

### 1. Lernen durch Erfahrung:
Menschen lernen am besten durch Erfahrung. Die Simulation bietet eine einzigartige Gelegenheit zum "Tun" statt nur "Hören" oder "Lesen". Sie bezieht den Lernenden aktiv mit ein, wodurch die Behaltensleistung und das Verständnis verbessert werden.

### 2. Risikofreie Umgebung:
Eine der größten Stärken der Simulation ist es, den Lernenden die Möglichkeit zu geben, Fehler zu machen, die keine wirklichen Konsequenzen haben. In diesen Momenten der Fehler finden sich oft die wertvollsten Lektionen.

### 3. Standardisierung der Ausbildung:
Die Simulation stellt sicher, dass jeder Lernende den gleichen Szenarien oder Situationen ausgesetzt ist, was eine einheitliche Lernerfahrung gewährleistet.

**4. Sofortiges Feedback:**
Mit moderner Technologie können Simulationen Echtzeit-Feedback bieten, so dass die Lernenden ihre Handlungen anpassen und ihre Fehler sofort verstehen können.

**5. Vorbereitung auf seltene Szenarien:**
In Berufen wie der Medizin sind bestimmte kritische Ereignisse selten. Die Simulation ermöglicht es den Fachleuten, für diese unwahrscheinlichen Ereignisse zu trainieren und sicherzustellen, dass sie am Tag des Eintretens bereit sind.

**6. Entwicklung von nicht-technischen Fähigkeiten:**
Neben den technischen Fähigkeiten kann die Simulation auch zur Entwicklung von Kommunikationsfähigkeiten, Entscheidungsfindung und Teamarbeit beitragen, die in Notsituationen oft entscheidend sind.

**7. Bewertung und Validierung von Kompetenzen:**
Moderne Simulatoren bieten detaillierte Metriken, die verwendet werden können, um die Kompetenz und den Fortschritt eines Lernenden zu bewerten.

**8. Kontinuierliche Verbesserung:**
Durch den Einsatz von Simulationen zur Erprobung neuer Verfahren oder Ausrüstungen können die Institutionen sicherstellen, dass diese optimal sind, bevor sie in realen Situationen eingesetzt werden.

**9. Reduzierung der Kosten:**
Obwohl die Einführung von Simulationen eine Anfangsinvestition erfordern kann, kann sie langfristig die Kosten senken, indem sie die Fehlerquote verringert, die Ausbildung optimiert und die Ausbildungsdauer verkürzt.

**10. Anpassungsfähigkeit:**
Mit den technologischen Fortschritten können Simulationen für eine Vielzahl von Szenarien, Kompetenzen und Komplexitätsniveaus angepasst werden, um eine relevante Ausbildung auf allen Ebenen zu gewährleisten.

In einer sich ständig verändernden Welt ist die Simulation mehr als nur ein Werkzeug: Sie ist eine Notwendigkeit. Sie bereitet Fachleute darauf vor, den Herausforderungen der Zukunft mit Kompetenz und Vertrauen zu begegnen, indem sie sicherstellt, dass sie nicht zum ersten Mal mit realen Situationen konfrontiert werden.

## Übliche Szenarien und wie sie effektiv genutzt werden können

Die szenariobasierte Simulation ist eine leistungsstarke Methode der Ausbildung und Bewertung. Sie reproduziert spezifische Situationen oder Herausforderungen, denen Berufstätige in der Realität begegnen könnten. Der Schlüssel zum Erfolg dieser Methode liegt in der Erstellung gut durchdachter Szenarien und deren effektiver Nutzung. Lassen Sie uns gemeinsam gängige Szenarien und Tipps zu ihrer optimalen Nutzung kennenlernen.

Laufende Szenarien:
- **Medizinische Notfallszenarien**: Sie stellen Situationen wie einen Herzstillstand, eine schwere allergische Reaktion oder eine Blutung nach. Sie ermöglichen es medizinischem Fachpersonal, Notfallmaßnahmen zu üben.
- **Szenarien schwieriger Kommunikation**: Diese Szenarien stellen Situationen dar, in denen es notwendig ist, einem Patienten oder seiner Familie schwierige Nachrichten zu übermitteln, mit einem aggressiven Patienten umzugehen oder in einer Krise als Team zusammenzuarbeiten.
- **Szenarien für das Krisenmanagement**: Sie können in vielen Bereichen angewendet werden, vom Management eines Flugzeugnotfalls bis zur Reaktion auf einen großen industriellen Zwischenfall.
- **Technische Szenarien**: Diese Szenarien konzentrieren sich auf die Beherrschung spezifischer

Fähigkeiten, wie z. B. die Handhabung einer neuen Ausrüstung.

**Szenarien der Entscheidungsfindung**: Diese Szenarien konzentrieren sich auf die schnelle Bewertung komplexer Situationen und das Treffen entsprechender Entscheidungen.

Wie man sie effektiv nutzt:

**Definieren Sie klare Ziele**: Bevor Sie ein Szenario entwerfen oder auswählen, ist es wichtig, dass Sie definieren, was die Teilnehmer lernen oder üben sollen.

**Realismus**: Je realistischer das Szenario, desto größer ist die Immersion, was wiederum den Lernprozess fördert. Verwenden Sie Requisiten, Schauspieler oder High-Tech-Simulatoren, wenn möglich.

**Briefing vor dem Szenario**: Bevor Sie beginnen, sollten Sie den Kontext, die Ziele und die Erwartungen klar erklären. Dies wird den Teilnehmern helfen, sich voll zu engagieren.

**Nachbesprechung des Drehbuchs**: Dies ist einer der wichtigsten Schritte. Diskutieren Sie nach dem Drehbuch, was gut gelaufen ist, was man hätte anders machen können und welche Lehren Sie daraus ziehen können.

**Bewertung**: Geben Sie konstruktives Feedback. Verwenden Sie Bewertungsraster, um den Teilnehmern ein strukturiertes Feedback zu geben.

**Flexibilität**: Seien Sie bereit, das Szenario an die Reaktionen und Bedürfnisse der Teilnehmer anzupassen. Manchmal kann ein Szenario eine unerwartete Richtung nehmen, und das ist gut so.

**Wiederholung**: Wie bei jeder Fertigkeit ist regelmäßige Übung von entscheidender Bedeutung. Führen Sie regelmäßig Simulationssitzungen durch, um eine kontinuierliche Verbesserung zu ermöglichen.

- **Aktualisierung der Szenarien**: Wenn sich Technologien, Verfahren oder Protokolle ändern, müssen auch Ihre Szenarien aktualisiert werden.
- **Schaffen Sie eine sichere Umgebung**: Stellen Sie sicher, dass sich die Teilnehmer wohl fühlen, Fehler zu machen und daraus zu lernen.
- **Technologie nutzen**: Die moderne Technologie bietet unglaublich realistische Simulatoren, von Video-Rückführungssystemen bis hin zu robotergesteuerten Puppen.

Szenariobasierte Simulationen sind ein wertvolles Instrument, aber ihre Wirksamkeit hängt von der Qualität der Szenarien und der Art ihrer Anwendung ab. Mit einer sorgfältigen Vorbereitung, einer durchdachten Umsetzung und einem angemessenen Feedback können sie die Berufsausbildung und -vorbereitung verändern.

# Feedback und gelernte Lektionen aus der Simulation

Die Simulation hat, wie jede pädagogische Innovation, ihre durchschlagenden Erfolge und ihre Lernmomente erlebt. Bei der Integration dieser Erfahrungen in die medizinische Landschaft und darüber hinaus wurden viele Lektionen gelernt. Lassen Sie uns in einige der Erfahrungen und Erkenntnisse eintauchen, die sie mit sich gebracht haben.

### 1. Fehler sind menschlich und eine Chance:
Ein junger Arzt berichtete, wie er bei seiner ersten Simulation versehentlich eine Adrenalindosis verabreichte, die zehnmal höher als erforderlich war. Dieser Fehler, der im wirklichen Leben tragische Folgen hätte haben können, wurde zu einem entscheidenden Lernmoment. Die Simulation zeigte, dass Fehler nicht nur Fehler sind,

sondern auch Möglichkeiten, in einer risikofreien Umgebung zu lernen.

**2. Kommunikation ist der Schlüssel:**

In einem simulierten Rettungsszenario nach einem Flugzeugabsturz stellte ein Team fest, dass ihre Kommunikation trotz ihrer individuellen Fähigkeiten chaotisch war, was zu Verzögerungen und doppelten Anstrengungen führte. Diese Erfahrung machte deutlich, dass technische Kompetenz allein nicht ausreicht, sondern dass eine effektive Kommunikation von entscheidender Bedeutung ist.

**3. Technologie ersetzt nicht das menschliche Urteilsvermögen:**

Ein komplexes Simulationsszenario mit hochmodernen Roboterpuppen zeigte einem Ärzteteam, dass die Technologie zwar Vitalzeichen und Symptome reproduzieren kann, aber nicht immer die Subtilität menschlicher Reaktionen nachvollziehen kann. Es ist von entscheidender Bedeutung, sich nicht nur auf die Technologie zu verlassen, sondern auch seiner Intuition und seinem klinischen Urteilsvermögen zu vertrauen.

**4. Übung macht den Meister:**

Eine Krankenschwester berichtete, wie die Wiederholung eines besonders schwierigen Szenarios ihr dabei half, eine Fähigkeit zu beherrschen, die sie zuvor als einschüchternd empfunden hatte. Sie betonte, dass die Fähigkeit, immer wieder in einer simulierten Umgebung zu üben, ihr Selbstvertrauen und ihre Kompetenz gestärkt habe.

**5. Die Nachbesprechung ist von unschätzbarem Wert:**

Nach der Simulation einer chirurgischen Krise drückte ein Chirurg seine Dankbarkeit für die anschließende Nachbesprechung aus. Dies war eine Gelegenheit für das Team, offen über Herausforderungen, Fehler und Verbesserungsstrategien zu diskutieren. Dieses konstruktive Feedback wurde als ebenso wertvoll oder sogar noch wertvoller als die Simulation selbst angesehen.

## 6. Flexibilität ist wichtig:

In einem geburtshilflichen Notfallszenario stellte ein Team fest, dass trotz sorgfältiger Planung reale Situationen unerwartete Wendungen nehmen können. Die Fähigkeit, sich schnell an eine veränderte Situation anzupassen und darauf zu reagieren, ist eine wichtige Fähigkeit, die durch Simulationen entwickelt werden kann.

Die Simulation ist zwar leistungsstark, aber kein Allheilmittel. Sie bietet eine Umgebung, in der man testen, Fehler machen, lernen und sich verbessern kann. Die tiefgreifendsten Lehren ergeben sich jedoch oft aus den Rückmeldungen der Teilnehmer, die zeigen, wie transformativ dieses Instrument sein kann, wenn es effektiv eingesetzt wird.

# Kapitel 8

# KOMMUNIKATION IM OPERATIONSSAAL

# Effektive Kommunikationstechniken mit dem Chirurgenteam

Die Kommunikation innerhalb des OP-Teams ist ein entscheidender Faktor für die Sicherheit des Patienten, den reibungslosen Ablauf der Operation und die harmonische Zusammenarbeit zwischen den verschiedenen Mitgliedern des Teams. Lernen Sie einige bewährte Techniken für eine effektive Kommunikation im Operationssaal kennen:

1. Präoperatives Briefing:
   - Vor jeder Operation sollten Sie eine präoperative Besprechung einberufen, um die wichtigsten Punkte zu erörtern: Operationsplan, Anästhesiebedarf, Vorgeschichte des Patienten etc.
   - Stellen Sie sicher, dass jedes Teammitglied ein klares Verständnis seiner Rolle hat.
2. Die SBAR-Technik (Situation, Background, Assessment, Recommendation):
   - **Situation**: Beschreiben Sie kurz das aktuelle Problem.
   - **Background**: Geben Sie den relevanten Kontext oder Hintergrund an.
   - **Assessment**: Teilen Sie uns Ihre Einschätzung der Situation mit.
   - **Recommendation**: Schlagen Sie eine Aktion vor oder stellen Sie eine Frage.
3. Verwendung von Checklisten:
   - Checklisten, wie die WHO-Checkliste für chirurgische Sicherheit, können die Kommunikation erheblich verbessern und verhindern, dass etwas vergessen wird.
4. Assertive Kommunikation:
   - Bringen Sie Ihre Bedürfnisse oder Bedenken klar zum Ausdruck, ohne aggressiv oder passiv zu sein. Gegenseitiger Respekt ist der Schlüssel.

5. Klarstellung und Neuformulierung:
   Wenn eine Anweisung oder Information unklar ist, bitten Sie um eine Klarstellung. Formulieren Sie auch um, um zu bestätigen, dass Sie alles richtig verstanden haben.
6. Nonverbale Kommunikation:
   Achten Sie auf Ihre Körpersprache und seien Sie sich der Körpersprache anderer bewusst. Gesten, Gesichtsausdrücke und der Tonfall der Stimme können oft genauso viel Information vermitteln wie die Worte selbst.
7. Aktiv zuhören:
   Konzentrieren Sie sich auf die Person, die spricht, nicken Sie, stellen Sie Fragen und unterbrechen Sie sie nicht.
8. Nutzung der Technologie:
   Drahtlose Kommunikationssysteme, Gegensprechanlagen oder sogar einfache Lichtsignale können helfen, effektiv zu kommunizieren, ohne den Arbeitsablauf zu stören.
9. Konstruktives Feedback:
   Nehmen Sie sich nach der Intervention Zeit, um Feedback zu geben und zu erhalten. Konstruktives Feedback kann dazu beitragen, die künftige Zusammenarbeit zu verbessern.
10. Kommunikationstraining:
    Ermutigen Sie das Team zur Teilnahme an speziellen Kommunikationstrainings, insbesondere in Situationen mit hohem Druck.
11. Vermeiden Sie Jargon:
    Auch wenn das chirurgische Team mit dem medizinischen Jargon vertraut ist, ist es immer besser, klare Begriffe zu verwenden, insbesondere wenn weniger erfahrene Mitglieder anwesend sind.

12. Schaffen Sie ein Umfeld des Vertrauens:
  Fördern Sie eine Kultur, in der sich jedes Teammitglied wohl fühlt, wenn es Fragen stellt, Bedenken äußert oder Unsicherheiten zugibt.

Eine effektive Kommunikation innerhalb des chirurgischen Teams beschränkt sich nicht auf die Übermittlung von Informationen. Sie erfordert aufmerksames Zuhören, Klärung, gegenseitigen Respekt und das ständige Bestreben, die Interaktion zu verbessern, um die Sicherheit und das Wohlergehen des Patienten zu gewährleisten.

# Umgang mit Meinungsverschiedenheiten und Spannungen im Operationssaal

Der Operationssaal ist ein Hochspannungsumfeld, in dem Entscheidungen oft schnell getroffen werden und viel auf dem Spiel steht. Es ist daher nicht überraschend, dass es zu Meinungsverschiedenheiten oder Spannungen zwischen den Mitgliedern des Operationsteams kommen kann. Hier sind einige Strategien, um mit solchen Situationen effektiv umzugehen und gleichzeitig eine professionelle und respektvolle Atmosphäre zu bewahren.

1. Bleiben Sie ruhig:
  Emotionale Reaktionen können eine bereits angespannte Situation weiter verschärfen. Atmen Sie tief durch, machen Sie eine Pause, wenn nötig, und gehen Sie die Situation mit Gelassenheit an.
2. Hören Sie aktiv zu:
  Bevor Sie antworten oder reagieren, vergewissern Sie sich, dass Sie den Standpunkt der anderen Person verstanden haben. Hören Sie zu, ohne zu unterbrechen und vermeiden Sie voreilige Schlüsse.

3. Klären Sie und stellen Sie Fragen:
   Wenn Sie den Standpunkt des anderen nicht verstehen oder wenn eine Information mehrdeutig ist, bitten Sie um Klärung.
4. Vermeiden Sie eine direkte Konfrontation während des Einsatzes:
   Wenn während eines Verfahrens eine Meinungsverschiedenheit auftritt, kann es besser sein, die Situation zu stabilisieren und die Diskussion auf einen geeigneteren Zeitpunkt zu verschieben.
5. Verwenden Sie "Ich" statt "Du":
   Anstatt zu sagen "Du hast nicht zugehört", sagen Sie "Ich habe mich übergangen gefühlt". Dies vermeidet Schuldzuweisungen und öffnet den Weg für einen konstruktiven Dialog.
6. Finden Sie ein "Terrain d'Entente":
   Suchen Sie auch bei Meinungsverschiedenheiten nach Punkten, auf die Sie sich einigen können. Dies schafft eine positive Grundlage für die Diskussion.
7. Schalten Sie einen neutralen Schlichter ein:
   Wenn die Spannungen anhalten, kann es hilfreich sein, eine dritte Person wie einen Vorgesetzten oder einen Mediator hinzuzuziehen, um bei der Lösung des Konflikts zu helfen.
8. Denken Sie nach, bevor Sie sprechen:
   In der Hitze des Gefechts kann es verlockend sein, impulsiv zu reagieren. Nehmen Sie sich einen Moment Zeit, um Ihre Gedanken zu sammeln, bevor Sie antworten.
9. Fördern Sie eine Kultur der Offenheit:
   Schaffen Sie eine Umgebung, in der sich die Teammitglieder wohl fühlen, wenn sie ihre Bedenken oder Meinungen ohne Angst vor Vergeltungsmaßnahmen äußern.
10. Lernen Sie aus der Erfahrung:
    Nachdem Sie einen Konflikt gelöst haben, nehmen Sie sich einen Moment Zeit, um über das Geschehene nachzudenken. Gibt es Lehren, die Sie ziehen

können, um ähnliche Situationen in der Zukunft zu vermeiden?

11. Setzen Sie auf Bildung:

Ermutigen Sie das Team, an Schulungen zum Konfliktmanagement oder zur zwischenmenschlichen Kommunikation teilzunehmen, um die Fähigkeiten zur Bewältigung von Spannungen zu stärken.

12. Seien Sie proaktiv:

Wenn Sie potenzielle Quellen für Spannungen oder Meinungsverschiedenheiten identifizieren, sprechen Sie diese an, bevor sie zu einem Problem werden.

Der Umgang mit Meinungsverschiedenheiten und Spannungen im Operationssaal ist für die Sicherheit des Patienten und den Zusammenhalt des Teams von entscheidender Bedeutung. Wenn Sie jeder Situation mit Empathie, Offenheit und Professionalität begegnen, können Sie Konflikte lösen und die Zusammenarbeit stärken.

# Bedeutung der Kommunikation mit dem Patienten und der Familie

Die Kunst der Medizin geht über technische Fertigkeiten hinaus und Kommunikation ist eine ihrer wesentlichen Komponenten. Eine effektive Kommunikation mit dem Patienten und seiner Familie kann einen tiefgreifenden Einfluss auf die Erfahrung des Patienten, seine Genesung und sogar die klinischen Ergebnisse haben. Hier ein Überblick über die Gründe, warum diese Kommunikation so entscheidend ist:

1. Stärkung des Vertrauens:

Eine offene und transparente Kommunikation baut ein Vertrauensverhältnis zwischen dem Arzt und dem

Patienten auf, das für eine solide therapeutische Partnerschaft unerlässlich ist.

2. Reduzierung von Angst:
   Medizinische Verfahren, insbesondere chirurgische Eingriffe, können für den Patienten belastend sein. Eine klare und einfühlsame Erklärung kann helfen, Ängste und Sorgen zu reduzieren.

3. Verbesserung des Verständnisses:
   Eine gute Kommunikation stellt sicher, dass der Patient und seine Familie die Art der Erkrankung, die Behandlungsmöglichkeiten, die Risiken und die damit verbundenen Vorteile verstehen.

4. Aktive Teilnahme an der Behandlung:
   Wenn die Patienten gut informiert sind, können sie eine aktive Rolle in ihrer Versorgung spielen, was zu besseren Ergebnissen und größerer Zufriedenheit führen kann.

5. Verwaltung der Wartezeiten:
   Kommunikation hilft, die Erwartungen des Patienten und seiner Familie mit den Realitäten und Einschränkungen der medizinischen Maßnahmen in Einklang zu bringen.

6. Reduzierung von medizinischen Fehlern:
   Der Austausch relevanter Informationen mit dem Patienten kann entscheidende Informationen wie Vorerkrankungen oder Allergien offenlegen und so das Risiko von Fehlern minimieren.

7. Erleichterung der informierten Entscheidungsfindung:
   Um eine informierte Zustimmung geben zu können, müssen die Patienten alle Aspekte ihrer Behandlung verstehen. Eine effektive Kommunikation stellt sicher, dass sie über alle Informationen verfügen, die sie benötigen, um eine informierte Entscheidung zu treffen.

8. Emotionale Unterstützung:
   Die Anerkennung und Bestätigung der Emotionen und Sorgen des Patienten kann eine unverzichtbare

emotionale Unterstützung bieten und so die therapeutische Beziehung stärken.

9. Pflegeüberleitung:
   Wenn der Patient verlegt oder entlassen wird, erleichtert eine klare Kommunikation mit der Familie den Übergang der Pflege und gewährleistet die Kontinuität.

10. Konfliktlösung:
    Wenn Komplikationen oder Probleme auftreten, kann eine offene und ehrliche Kommunikation dazu beitragen, Spannungen zu lösen und Missverständnisse zu vermeiden.

11. Kulturelle Sensibilisierung:
    Die Berücksichtigung der kulturellen Überzeugungen, Werte und Belange des Patienten kann dazu beitragen, die Kommunikation zu personalisieren und die Qualität der Pflege zu verbessern.

12. Förderung der therapeutischen Adhärenz:
    Ein gut informierter Patient hält sich eher an die ärztlichen Empfehlungen, was die langfristigen Ergebnisse verbessern kann.

Die Kommunikation mit dem Patienten und seiner Familie ist das Herzstück der medizinischen Praxis. Sie geht über den bloßen Austausch von Informationen hinaus, um Beziehungen aufzubauen, Trost zu spenden, Entscheidungen zu treffen und letztendlich die Lebensqualität der Patienten zu verbessern. Die Anwendung eines patientenzentrierten Ansatzes verstärkt die Bedeutung dieser Kommunikation in der täglichen klinischen Praxis.

# Kapitel 9

# DIE VERWALTUNG DER RESSOURCEN UND SICHERHEIT IN DER ANÄSTHESIE

# Optimierung der Nutzung
## Ausrüstung und Medikamente

Effizienz und Sicherheit im medizinischen Bereich hängen weitgehend von der optimalen Nutzung von Geräten und Medikamenten ab. Ein gutes Management kann nicht nur die Ergebnisse für den Patienten verbessern, sondern auch die Kosten senken und Verschwendung minimieren. Hier ist ein nahtloser und integrierter Ansatz zur Optimierung dieser entscheidenden Ressourcen.

1. Bildung und Ausbildung:
   - Gewährleistung einer ständigen Weiterbildung der Angehörigen der Gesundheitsberufe in Bezug auf die neuesten Innovationen und besten Praktiken bei der Verwendung von Geräten und Medikamenten.
2. Etablierte Protokolle:
   - Entwicklung klarer Protokolle für die Verwendung von Medikamenten und Ausrüstung, um sicherzustellen, dass die Verfahren einheitlich sind und auf den besten verfügbaren Erkenntnissen beruhen.
3. Vorbeugende Instandhaltung:
   - Führen Sie regelmäßige Kontrollen und vorbeugende Wartungen der Ausrüstung durch, um ihren ordnungsgemäßen Betrieb zu gewährleisten und ihre Lebensdauer zu verlängern.
4. Verwaltung der Lagerbestände:
   - Implementierung eines effektiven Bestandsverwaltungssystems zur Überwachung und Verwaltung des Bestands an Medikamenten und Ausrüstung, um Verschwendung und Mangel zu vermeiden.
5. Regelmäßige Bewertung:
   - Regelmäßige Überprüfung der Wirksamkeit und Eignung der verwendeten Medikamente und Geräte, um sicherzustellen, dass sie den aktuellen und zukünftigen Bedürfnissen entsprechen.

6. Wechselwirkungen mit anderen Arzneimitteln:
    Nutzung von Warnsystemen zur Überwachung und Vermeidung potenziell gefährlicher Wechselwirkungen von Medikamenten.
7. Recycling und Wiederverwendung:
    Wenn es sicher und angemessen ist, sollten Sie das Recycling oder die Sterilisation und Wiederverwendung von Geräten in Betracht ziehen, um die Nutzung von Ressourcen zu maximieren.
8. Beteiligung des Patienten:
    Aufklärung der Patienten über den angemessenen Gebrauch von Arzneimitteln, wobei die Bedeutung der Einhaltung der Verschreibungen und der Vermeidung von Selbstmedikation hervorgehoben wird.
9. Innovative Technologien:
    Einführung von Technologien wie Automatisierung und Digitalisierung, um die Effizienz der Verwaltung von Medikamenten und Ausrüstung zu verbessern.
10. Interdisziplinäre Zusammenarbeit:
    Förderung der Zusammenarbeit zwischen den verschiedenen medizinischen Teams, um das Wissen und die besten Praktiken in Bezug auf den Einsatz von Medikamenten und Geräten zu teilen.
11. Überprüfung von Vorfällen:
    Analyse und Lernen aus Vorfällen oder Fehlern im Zusammenhang mit der Verwendung von Geräten oder Medikamenten, um die Praxis kontinuierlich zu verbessern.
12. Einhaltung gesetzlicher Vorschriften:
    Sicherstellen, dass bei allen Anwendungen von Geräten und Medikamenten die geltenden Vorschriften und Richtlinien eingehalten werden, um die Sicherheit des Patienten zu gewährleisten.

Die Optimierung der Nutzung von Geräten und Medikamenten ist ein wesentlicher Bestandteil der Bereitstellung einer qualitativ hochwertigen Gesundheitsversorgung. Durch die Betonung von

Ausbildung, proaktivem Management und Innovation können Gesundheitseinrichtungen sicherstellen, dass diese wertvollen Ressourcen effizient und sicher genutzt werden.

# Verfahren und Protokolle um die Sicherheit des Patienten zu gewährleisten

Die Patientensicherheit ist der zentrale Pfeiler der Gesundheitsfürsorge. Die Gewährleistung einer sicheren Behandlung erfordert klare Protokolle, kontinuierliche Schulung und eine sicherheitsorientierte Organisationskultur. Im Folgenden werden die wichtigsten Verfahren und Protokolle erläutert, um die Patientensicherheit an erster Stelle zu halten.

1. Sicherheitskultur:
   - **Förderung einer offenen Kultur**: Ermutigung des Gesundheitspersonals, Vorfälle ohne Angst vor Konsequenzen zu melden.
   - **Feedback**: Stellen Sie eine Feedback-Schleife nach jedem Vorfall sicher, um das gesamte Personal über die gelernten Lektionen zu informieren.
2. Identifizierung des Patienten:
   - Verwenden Sie mehrere Identifikationsmerkmale (Name, Geburtsdatum, Patientennummer) vor jeder Behandlung oder Verabreichung von Medikamenten.
3. Verwaltung der Medikamente:
   - **Sichere Lagerung**: Bewahren Sie die Medikamente in verschlossenen oder überwachten Bereichen auf.
   - **Doppelte Überprüfung**: Bei der Verabreichung von kritischen Medikamenten sollte eine doppelte Überprüfung durch zwei Fachleute erfolgen.

4. Vermeidung von Infektionen:
   - **Handhygiene**: Führen Sie strenge Handwaschprotokolle ein.
   - **Isolierung**: Isolieren Sie Patienten mit übertragbaren Infektionen, um andere Patienten und das Personal zu schützen.
5. Bildung und Ausbildung:
   - Fortlaufende Schulungen zur Patientensicherheit und zu den neuesten bewährten Verfahren anbieten.
6. Effektive Kommunikation:
   - Einführung von Protokollen für die Informationsübergabe bei Teamübergaben, um zu verhindern, dass wichtige Informationen übersehen werden.
7. Sichere Chirurgie:
   - Checkliste vor der Operation: Verwenden Sie Checklisten vor, während und nach der Operation, um sicherzustellen, dass alle Schritte befolgt werden.
   - **Markierung des Operationsgebietes**: Sicherstellung der korrekten Identifizierung des Operationsgebietes vor der Operation.
8. Technologie und Ausrüstung:
   - Führen Sie regelmäßige Wartungsarbeiten und Qualitätskontrollen durch, um sicherzustellen, dass die Geräte ordnungsgemäß funktionieren.
9. Vermeidung von Stürzen:
   - Beurteilung des Sturzrisikos von Patienten bei der Aufnahme und Einführung geeigneter Maßnahmen, wie z.B. die Verwendung von Bettgittern.
10. Aufgeklärte Zustimmung:
    - Stellen Sie sicher, dass die Patienten die Verfahren, die damit verbundenen Risiken und die Alternativen vor jedem Eingriff vollständig verstehen.
11. Verwaltung der Humanressourcen:
    - Sicherstellung einer ausreichenden Personalausstattung und Vermeidung von Überlastung, die zu Fehlern beitragen kann.

12. Kontinuierliche Überprüfung und Verbesserung:
    Analyse von Vorfällen, Durchführung von Sicherheitsprüfungen und Umsetzung von Verbesserungen auf der Grundlage der gewonnenen Erkenntnisse.

Die Gewährleistung der Patientensicherheit erfordert einen umfassenden und integrierten Ansatz, der jedes Mitglied des medizinischen Teams mobilisiert. Fehler können unvermeidlich sein, aber mit soliden Verfahren und Protokollen können ihre Häufigkeit und ihre Auswirkungen verringert werden. Die Patientensicherheit ist eine gemeinsame Verantwortung, die, wenn sie priorisiert wird, eine bessere Qualität der Pflege und ein größeres Vertrauen der Patienten in das Gesundheitssystem gewährleistet.

## Verwaltung von Vorfällen und Fehler in der Anästhesie

Die Anästhesie ist ein medizinischer Bereich, in dem die Fehlertoleranz eng ist, mit potenziell schwerwiegenden Folgen für die Patienten. Ein effektives Management von Zwischenfällen und Fehlern ist entscheidend, um Risiken zu minimieren und aus Situationen zu lernen, um eine Wiederholung zu vermeiden. In diesem Abschnitt wird das Management von Zwischenfällen und Fehlern in der Anästhesie ausführlich beschrieben.

1. Erkennung und sofortiges Eingreifen:
    **Schnelle Reaktion**: Wenn ein Fehler oder ein Vorfall entdeckt wird, ist die erste Priorität, schnell einzugreifen, um den Patienten zu stabilisieren.
    **Sofortige Meldung**: Informieren Sie sofort das Chirurgenteam und holen Sie ggf. Hilfe.

2. Dokumentation:
   Halten Sie die Umstände des Vorfalls oder Fehlers, die daraufhin ergriffenen Maßnahmen und den Zustand des Patienten nach dem Eingriff detailliert fest.
3. Transparente Kommunikation:
   **Mit dem Patienten und der Familie**: Unter Beachtung der ethischen Richtlinien informieren Sie den Patienten und seine Familie über den Vorfall, die möglichen Folgen und die ergriffenen Korrekturmaßnahmen.
   **Innerhalb des medizinischen Teams**: Besprechen Sie den Vorfall mit dem Team, um sofort daraus zu lernen und eine Wiederholung des Fehlers in naher Zukunft zu vermeiden.
4. Vertiefte Bewertung:
   **Deep Cause Analysis (DCA)**: Durchführung einer systematischen Analyse, um die zugrunde liegenden Ursachen des Vorfalls zu identifizieren, anstatt sich nur auf die einzelnen Fehler zu konzentrieren.
   **Regelmäßige Bewertungen**: Führen Sie regelmäßige Überprüfungen von Vorfällen und Fehlern durch, um Trends oder Problembereiche zu erkennen.
5. Bildung und Ausbildung:
   Nutzen Sie jeden Vorfall als Lernmöglichkeit für das gesamte Team. Organisieren Sie Trainingssitzungen, die auf realen Szenarien basieren, um die Vorbereitung auf ähnliche Situationen zu verbessern.
6. Psychologische Unterstützung:
   Bieten Sie den an dem Vorfall beteiligten Teammitgliedern Unterstützung. Menschliches Versagen ist zwar bedauerlich, aber unvermeidlich und Unterstützung kann helfen, mit den damit verbundenen Schuldgefühlen und dem Stress umzugehen.

7. Korrekturmaßnahmen:
   - Führen Sie auf der Grundlage der Ergebnisse der PKA systematische Änderungen durch, sei es durch neue Schulungen, Änderungen der Protokolle oder den Kauf neuer Ausrüstung.

8. Institutionelle Transparenz:
   - Aufrechterhaltung eines Fehlermeldesystems, das die Privatsphäre der Personen schützt und gleichzeitig die Sammlung von Daten für die kontinuierliche Verbesserung ermöglicht.
   - Austausch von Erkenntnissen mit anderen Institutionen oder innerhalb größerer medizinischer Netzwerke, um die Sicherheit in einem größeren Maßstab zu verbessern.

9. Überprüfung der Protokolle:
   - Regelmäßige Überprüfung und Anpassung der Protokolle und Richtlinien, um sicherzustellen, dass sie auf dem neuesten Stand der besten Praktiken sind und die aus früheren Vorfällen gewonnenen Erkenntnisse widerspiegeln.

10. Verpflichtung zur Sicherheitskultur:
   - Eine Kultur kultivieren, in der Sicherheit an erster Stelle steht und Fehler als Lernmöglichkeiten und nicht als zu bestrafende Fehler behandelt werden.

Das Management von Zwischenfällen und Fehlern in der Anästhesie ist ein multidimensionaler Prozess, der nicht nur darauf abzielt, eine bestimmte Situation zu korrigieren, sondern auch langfristige Änderungen einzuführen, um eine Wiederholung zu verhindern. Ein proaktiver Ansatz in Verbindung mit einer starken Sicherheitskultur kann die Risiken für die Patienten erheblich reduzieren und das Vertrauen in das Gesundheitssystem stärken.

# Kapitel 10

# INTERPROFESSIONELLE ZUSAMMENARBEIT

# Zusammenarbeit mit Chirurgen: Verständnis ihrer Bedürfnisse und Erwartungen

Der Erfolg eines chirurgischen Eingriffs ist das Ergebnis einer engen Zusammenarbeit zwischen dem Chirurgen und dem Anästhesiepfleger. Die Bedürfnisse und Erwartungen der Chirurgen zu verstehen ist entscheidend, um die Sicherheit des Patienten und einen reibungslosen Ablauf des Verfahrens zu gewährleisten. Dieser Abschnitt soll die Welt der Chirurgen beleuchten und Wege für eine effektive Zusammenarbeit aufzeigen.

1. Dynamische Natur der Chirurgie:
   - **Verständnis der chirurgischen Techniken**: Erkennen der unterschiedlichen Anforderungen an die Anästhesie je nach Komplexität und Dauer der Operation.
   - **Kennen Sie die Schlüsselpunkte**: Sich der entscheidenden Momente während des Eingriffs bewusst sein, in denen der Chirurg eine Änderung der Anästhesie erforderlich machen könnte.
2. Klare und effektive Kommunikation:
   - **Vor der Operation**: Besprechen Sie die spezifischen Bedürfnisse, Sorgen und Erwartungen für die bevorstehende Operation.
   - **Während der Operation**: Halten Sie eine offene Kommunikation aufrecht und berichten Sie über jede Änderung des Zustands des Patienten oder der Anästhesieparameter.
3. Gegenseitiger Respekt:
   - **Anerkennung von Rollen**: Wertschätzung des Fachwissens jedes Einzelnen unter Beachtung der Grenzen seiner Kompetenzen.
   - **Umgang mit Meinungsverschiedenheiten**: Gehen Sie professionell mit Meinungsverschiedenheiten um,

wobei das Wohl des Patienten immer im Vordergrund steht.

4. Antizipieren Sie die Bedürfnisse des Chirurgen:

**Materielle Vorbereitung**: Stellen Sie sicher, dass alle notwendigen Ausrüstungsgegenstände und Medikamente bereitstehen und griffbereit sind.

**Kenntnis der Gewohnheiten**: Verständnis der individuellen Präferenzen und Gewohnheiten der Chirurgen, um die Zusammenarbeit zu erleichtern.

5. Reaktion auf Anfragen:

Bereitschaft, die Anästhesie an die sich ändernden Bedürfnisse der Operation anzupassen und schnell auf die Wünsche des Chirurgen zu reagieren.

6. Konjugierte Fortbildung:

Teilnahme an gemeinsamen Fortbildungsveranstaltungen, um die neuesten chirurgischen und anästhesiologischen Techniken zu verstehen und zu wissen, wie sie zusammenwirken.

7. Postoperative Debriefings:

Nehmen Sie sich nach der Operation einen Moment Zeit, um darüber zu sprechen, was gut gelaufen ist und welche Bereiche für künftige Operationen verbessert werden könnten.

8. Verstehen Sie die Risiken und Belastungen, die mit der Chirurgie verbunden sind:

Erkennen Sie den Druck, unter dem Chirurgen operieren, und bieten Sie klinische und emotionale Unterstützung an, wenn dies erforderlich ist.

9. Aufbau von gegenseitigem Vertrauen:

Durch offene Kommunikation, gegenseitigen Respekt und enge Zusammenarbeit eine vertrauensvolle Beziehung zu den Chirurgen aufbauen.

Die enge Zusammenarbeit mit Chirurgen erfordert eine reibungslose Kommunikation, gegenseitiges Verständnis und Respekt für die Kompetenzen und Verantwortlichkeiten jedes Einzelnen. Indem sie sich auf die Sicherheit und das Wohlergehen des Patienten konzentrieren, können

Anästhesiepfleger und Chirurgen Herausforderungen bewältigen und eine optimale Versorgung gewährleisten.

## Synergie mit den Krankenschwestern Aufwachraum und Intensivstation

Nach Abschluss der Operation endet die Rolle des Anästhesiepflegers nicht. Die postoperative Betreuung, insbesondere der Übergang in den Aufwachraum und möglicherweise auf die Intensivstation, ist eine kritische Phase. Die effektive Zusammenarbeit zwischen dem Anästhesiepfleger und den Krankenschwestern dieser Abteilungen ist für eine sichere und komplikationslose Genesung des Patienten von entscheidender Bedeutung.

1. Bedeutung der Kommunikation:
   - **Informationsübermittlung**: Teilen Sie alle relevanten Details über die Anästhesie, die durchgeführten Eingriffe und die aufgetretenen Komplikationen mit.
   - **Strukturiertes Briefing**: Verwenden Sie Checklisten oder Leitfäden, um sicherzustellen, dass alle wichtigen Punkte während der Prüfung abgedeckt werden.
2. Die Rolle der Krankenschwestern im Aufwachraum verstehen:
   - **Nahe Überwachung**: Sie sind die ersten, die Anzeichen von Komplikationen nach der Anästhesie erkennen.
   - **Schmerzmanagement**: Behandelt die postoperativen Schmerzen und erfordert eine gründliche Kenntnis der Medikamente, die während der Operation verabreicht werden.
3. Zusammenarbeit mit der Intensivstation:
   - **Hochrisikopatienten**: Für Patienten, die nach einer größeren Operation oder aufgrund von Komorbiditäten eine kontinuierliche Überwachung

benötigen, ist das Verständnis der Protokolle der Intensivstation von entscheidender Bedeutung.

**Technische Unterstützung**: Anästhesiepflegekräfte können gebeten werden, bei der Intubation oder der Einrichtung zentraler Zugänge in diesen Abteilungen zu helfen.

4. Gemeinsame Schulung:

   Teilnahme an gemeinsamen Simulationen und Schulungen, um die besonderen Herausforderungen, mit denen diese Krankenschwestern konfrontiert sind, besser zu verstehen und um die Fähigkeiten im Bereich der postoperativen Betreuung zu stärken.

5. Feedback:

   Einrichtung eines Systems, in dem das Pflegepersonal Rückmeldungen über die Anästhesiebehandlung geben kann, was Möglichkeiten zur kontinuierlichen Verbesserung bietet.

6. Regelmäßige Koordinierungssitzungen:

   Organisation von Treffen, um Protokolle zu besprechen, Aktualisierungen auszutauschen und Bedenken oder Herausforderungen anzusprechen.

7. Emotionale und psychologische Unterstützung:

   Erkennen Sie den Druck an, unter dem diese Krankenschwestern arbeiten, insbesondere wenn sie mit postoperativen Komplikationen konfrontiert sind. Bieten Sie Unterstützung und wohlwollende Zusammenarbeit an.

8. Kontinuität der Pflege:

   Sicherstellen, dass die Richtlinien und Empfehlungen klar kommuniziert und befolgt werden, um zu gewährleisten, dass der Patient in jeder Phase seiner Genesung eine kohärente und kontinuierliche Versorgung erhält.

Der Übergang zwischen dem Operationssaal, dem Aufwachraum und der Intensivstation ist für den Patienten eine komplexe Reise. Eine effektive Synergie zwischen dem Anästhesiepfleger und den Krankenschwestern dieser Stationen gewährleistet nicht nur eine optimale Sicherheit, sondern auch eine verbesserte Patientenerfahrung. Der Schlüssel liegt in einer offenen Kommunikation, gegenseitigem Respekt und einem Verständnis der Rollen und Verantwortlichkeiten jedes Einzelnen.

## Zusammenarbeit mit Apothekern und andere Spezialisten

Die Anästhesie ist eine komplexe und facettenreiche medizinische Praxis, die sich nicht auf die Interaktion zwischen Anästhesist und Patient beschränkt. Sie erfordert häufig eine enge Zusammenarbeit mit anderen Spezialisten, einschließlich Apothekern, um die Sicherheit des Patienten und die Wirksamkeit der Pflege zu gewährleisten. Dieser Abschnitt erläutert die Bedeutung dieser Synergie und die Möglichkeiten zur Optimierung der Zusammenarbeit.

1. Das Wesentliche der Pharmazeutischen Zusammenarbeit:

- **Auswahl der Medikamente**: Apotheker bieten eine wichtige Expertise bei der Auswahl der Medikamente unter Berücksichtigung der Wirksamkeit, der Wechselwirkungen und möglicher Allergien.
- **Dosierung und Verabreichung**: Sie beraten über die richtige Dosierung, den Verabreichungsweg und das Timing, um eine sichere und wirksame Anästhesie zu gewährleisten.
- **Bestandsverwaltung**: Gewährleistung der kontinuierlichen Verfügbarkeit wichtiger Medikamente durch eine angemessene Bestandsverwaltung in Zusammenarbeit mit der Apotheke.

2. Interaktion mit anderen Fachleuten:

**Kardiologen**: Bei Patienten mit kardialen Komorbiditäten kann eine Besprechung mit dem Kardiologen die anästhesiologische Strategie leiten.

**Pneumologen**: Bei Patienten mit Atemwegserkrankungen ist der Rat eines Pneumologen entscheidend, um postoperative Komplikationen zu vermeiden.

**Nephrologen**: Sie spielen eine wichtige Rolle bei Patienten mit Nierenerkrankungen und beraten über Flüssigkeitszufuhr, Medikamente und postoperative Behandlung.

3. Multidisziplinäre Treffen:

Bei diesen Treffen kommen verschiedene Spezialisten zusammen, um komplexe Fälle zu besprechen und eine optimale Behandlungsstrategie für den Patienten zu entwickeln.

4. Überkreuzausbildung:

Organisation von Fortbildungsveranstaltungen, bei denen das Anästhesiepflegepersonal von anderen Spezialisten lernen kann und umgekehrt, wodurch das gegenseitige Verständnis und die Zusammenarbeit gestärkt werden.

5. Gemeinsame Protokolle und Richtlinien:

Entwicklung gemeinsamer Richtlinien mit anderen Fachgebieten für die Behandlung von Patienten, um die Kohärenz und Qualität der Versorgung zu gewährleisten.

6. Verfügbarkeit für schnelle Konsultationen:

Einrichtung eines direkten Kommunikationskanals für schnelle Konsultationen, so dass die Spezialisten während der Operation in Echtzeit beraten können.

7. Verständnis der Verantwortlichkeiten:

Jeder Spezialist bringt sein einzigartiges Fachwissen ein. Die Anerkennung und Beachtung ihrer Kompetenzen und Empfehlungen verbessert die gesamte Behandlung.

8. Überprüfung von Komplikationen und Ergebnissen:
   Halten Sie Überprüfungssitzungen ab, in denen komplizierte Fälle oder Komplikationen gemeinsam besprochen werden und die Gelegenheit zum Lernen und zur Verbesserung bieten.

Die Zusammenarbeit mit Apothekern und anderen Spezialisten ist ein oft vernachlässigter, aber entscheidender Aspekt der anästhesiologischen Praxis. Sie verbessert die Qualität der Behandlung, minimiert Risiken und optimiert das Ergebnis für den Patienten. Der Schlüssel dazu ist eine offene Kommunikation, gegenseitiger Respekt, Verständnis für die Kompetenzen jedes Einzelnen und die Bereitschaft, als Team zum Wohle des Patienten zusammenzuarbeiten.

# Kapitel 11

# SPEZIFISCHE PATHOLOGIEN UND IHRE AUSWIRKUNGEN AUF DIE ANÄSTHESIE

# Umgang mit Patienten mit multiplen Komorbiditäten

Die anästhesiologische Behandlung von Patienten mit mehreren Komorbiditäten ist eine schwierige Herausforderung. Diese Patienten sind häufig anfälliger für Komplikationen, und ihr Management erfordert einen multidimensionalen Ansatz, sorgfältige Vorausplanung und umfassende klinische Fachkenntnisse.

1. Präoperative Bewertung:
   **Ausführliche medizinische Vorgeschichte**: Sammeln Sie vollständige Informationen über alle bestehenden Erkrankungen, eingenommene Medikamente und frühere Operationen.
   **Gründliche körperliche Untersuchung**: Eine gezielte Untersuchung, um mögliche Probleme zu identifizieren, die die Wahl der Anästhesie beeinflussen könnten.
2. Multidisziplinäre Konsultationen:
   Eng mit anderen Spezialisten zusammenarbeiten, um eine umfassende Perspektive und Beratung über die beste Vorgehensweise für diese Patienten zu erhalten.
3. Medizinische Vorbereitung:
   **Optimierung**: Anpassung der Medikamente oder Behandlungen, um die Komorbiditäten vor der Operation so weit wie möglich zu stabilisieren.
   **Spezifische Tests**: Je nach Komorbiditäten können zusätzliche Untersuchungen erforderlich sein, wie z.B. Echokardiogramme bei Herzpatienten.
4. Wahl der Anästhesie:
   Wählen Sie eine Anästhesiemethode, die das Risiko minimiert und gleichzeitig für den geplanten Eingriff wirksam ist.
5. Intraoperative Überwachung:
   Bei diesen Patienten kann eine erweiterte Überwachung erforderlich sein, um Komplikationen

oder Abweichungen von den normalen Parametern frühzeitig zu erkennen.

6. Verwaltung der Medikamente:
   Achten Sie auf Wechselwirkungen, Kontraindikationen und mögliche Nebenwirkungen unter Berücksichtigung von Komorbiditäten.

7. Postoperative Behandlung:
   **Enge Überwachung**: Diese Patienten können eine längere Beobachtung im Aufwachraum oder sogar eine Aufnahme in die Intensivstation erfordern.

   **Schmerzmanagement**: Sorgen Sie dafür, dass die Schmerzbehandlung wirksam ist, ohne die zugrunde liegenden Bedingungen zu verschlechtern.

8. Vorbereitung auf die Ausreise:
   Sicherstellung eines reibungslosen Übergangs in die häusliche Pflege oder in eine Abteilung für Langzeitpflege mit klaren Anweisungen zum Umgang mit Komorbiditäten und Medikamenten.

9. Kommunikation:
   Den Patienten und seine Familie klar über die potenziellen Risiken, den Nutzen und den Behandlungsplan zu informieren, um ihre informierte Zustimmung zu gewährleisten.

10. Akribische Dokumentation:
    Dokumentieren Sie alle relevanten Details, die getroffenen Entscheidungen und die Gründe dafür für eine spätere Bezugnahme und für andere beteiligte Gesundheitsfachkräfte.

Die Betreuung von Patienten mit multiplen Komorbiditäten ist eine der anspruchsvollsten Aufgaben in der Anästhesie. Dies erfordert nicht nur medizinisches Fachwissen, sondern auch die Fähigkeit, Herausforderungen zu antizipieren, effektiv zu kommunizieren und fundierte Entscheidungen zu treffen, um die Sicherheit und das Wohlergehen des Patienten in jeder Phase des chirurgischen Prozesses zu gewährleisten.

# Anästhesie für Patienten die an seltenen Krankheiten leiden

Die anästhesiologische Behandlung von Patienten mit seltenen Krankheiten erfordert eine sorgfältige Vorbereitung, Fachkenntnisse und einen auf den einzelnen Patienten zugeschnittenen Ansatz. Diese Krankheiten sind zwar nicht häufig, können jedoch einzigartige Herausforderungen für die Anästhesie darstellen und das Risiko von Komplikationen erhöhen.

1. Verständnis der Seltenen Krankheit:
   - **Recherche und Dokumentation**: Informieren Sie sich über die Krankheit, ihre Auswirkungen und die möglichen Folgen für Anästhesie und Operationen.
   - Symptome **und Manifestationen**: Verstehen Sie die Symptome und Manifestationen der Krankheit, die die Anästhesie beeinflussen können.
2. Präoperative Bewertung:
   - **Krankengeschichte**: Sammeln Sie Details über den Verlauf der Krankheit, frühere Behandlungen und frühere chirurgische Eingriffe.
   - **Spezialisierte Konsultationen**: Zusammenarbeit mit den behandelnden Ärzten oder Spezialisten, die die Krankheit des Patienten behandeln, um spezifische Informationen zu erhalten.
3. Präanästhetische Vorbereitung:
   - **Spezifische Medikamente**: Identifizieren Sie die Medikamente, die bei diesen Patienten vermieden oder bevorzugt werden sollten.
   - **Optimierung**: Stabilisierung der Krankheit so weit wie möglich vor der Operation.
4. Angepasste Anästhesietechniken:
   - **Wahl der Anästhesie**: Auswahl einer Anästhesietechnik, die sowohl für die spezifische Krankheit sicher als auch für den chirurgischen Eingriff geeignet ist.

**Erweiterte Überwachung**: Einige Patienten benötigen aufgrund ihrer Erkrankung eine spezielle Überwachung.

5. Intraoperatives Management:

**Erhöhte Wachsamkeit**: Achten Sie besonders auf physiologische Veränderungen, die für Patienten ohne diese Krankheit möglicherweise nicht typisch sind.

**Anpassungsfähigkeit**: Bereitschaft, die Anästhesietechnik entsprechend der Reaktion des Patienten anzupassen.

6. Postoperative Behandlung:

**Verstärkte Überwachung**: Diese Patienten benötigen möglicherweise eine längere und sorgfältige Überwachung nach der Operation.

**Kommunikation mit dem medizinischen Team**: Informieren Sie das medizinische Team über die Besonderheiten der Krankheit des Patienten und die anästhesiologische Behandlung.

7. Aufklärung des Patienten und seiner Familie:

Besprechen Sie die spezifischen Risiken und Vorsichtsmaßnahmen, die nach der Operation unter Berücksichtigung der zugrunde liegenden Krankheit zu treffen sind.

8. Postoperative Überprüfung:

Organisation von Nachsorgeterminen, um die Reaktion des Patienten zu bewerten und Verbesserungsbereiche für zukünftige Maßnahmen zu identifizieren.

Die anästhesiologische Behandlung von Patienten mit seltenen Krankheiten erfordert nicht nur klinisches Fachwissen, sondern auch die Fähigkeit, sich anzupassen und den Ansatz für jeden Einzelnen zu personalisieren. Der Schlüssel liegt in der Vorbereitung, der interdisziplinären Zusammenarbeit und einer transparenten Kommunikation, um die Sicherheit und das Wohlergehen des Patienten zu gewährleisten.

# Besondere Erwägungen
# für ältere Patienten

Mit der steigenden Lebenserwartung und den medizinischen Fortschritten unterziehen sich immer mehr ältere Patienten chirurgischen Eingriffen. Die anästhesiologische Betreuung dieser Patienten stellt besondere Herausforderungen dar, da das Altern mit physiologischen Veränderungen, Komorbiditäten und Polypharmazie einhergeht.

1. Physiologische Veränderungen im Zusammenhang mit dem Alter:

- **Herz-Kreislauf**: Verminderte Herzreserve, erhöhte Gefäßsteifigkeit.
- **Atemwege**: Verminderte Lungenfunktion, Beeinträchtigung der Abwehrmechanismen der Atemwege.
- **Nieren**: Verminderte Nierenfunktion, veränderter Arzneimittelstoffwechsel.
- **Neurologisch**: Erhöhte Empfindlichkeit gegenüber Anästhetika, erhöhtes Risiko von postoperativer Verwirrung.

2. Präoperative Bewertung:

- **Vollständige medizinische Geschichte**: Achten Sie auf Komorbiditäten, Medikamente und frühere Operationen.
- **Funktionelle Beurteilung**: Beurteilung der Fähigkeit des Patienten, alltägliche Aufgaben zu bewältigen, was die postoperativen Ergebnisse vorhersagen kann.

3. Medizinische Vorbereitung:

- **Optimierung von Komorbiditäten**: Sicherstellen, dass bestehende Erkrankungen wie Bluthochdruck oder Diabetes gut behandelt werden.

**Medikation**: Überprüfen Sie die Medikamente des Patienten, um Wechselwirkungen zu vermeiden und Risiken zu reduzieren.

4. Wahl der Anästhesie:

**Angemessene Auswahl**: Entscheidung für Techniken, die die Risiken für den älteren Patienten minimieren, wie z.B. Regionalanästhesie, wenn sie angemessen ist.

5. Intraoperatives Management:

**Enge** Überwachung: Verstärkte Überwachung zur frühzeitigen Erkennung von Komplikationen.

**Vermeidung von Hypothermie**: Ältere Patienten sind anfälliger für Hypothermie im Operationssaal.

6. Postoperative Behandlung:

**Schmerzmanagement**: Bevorzugen Sie multimodale Methoden, um die Nebenwirkungen von Opioiden zu minimieren.

**Verwirrungsüberwachung**: Ältere Patienten sind anfälliger für postoperative Verwirrung oder Delirium.

7. Frühe Mobilisierung:

Förderung einer frühen Mobilisierung, um das Risiko von Komplikationen wie Lungenentzündung oder tiefe Venenthrombose zu verringern.

8. Effektive Kommunikation:

Sicherstellung einer klaren Kommunikation mit dem Patienten und seiner Familie über den Behandlungsplan, die Risiken und den Nutzen.

9. Pflegeübergänge:

Koordinierung des Übergangs zur postoperativen Pflege, sei es zu Hause oder in einer spezialisierten Abteilung, um die Kontinuität der Pflege zu gewährleisten.

Die Behandlung älterer Patienten erfordert eine besondere Sensibilität, eine gründliche Vorbereitung und einen umfassenden Ansatz, um die Ergebnisse zu optimieren und Komplikationen zu minimieren. Das Ziel ist es, eine sichere und komfortable chirurgische Erfahrung für diese gefährdete Bevölkerungsgruppe zu gewährleisten.

# Kapitel 12

**NOTFÄLLE
UND
AUSNAHMESITUATIONEN
IN DER
ANÄSTHESIE**

# Anästhesie in Katastrophensituationen und humanitären Krisen

Katastrophensituationen und humanitäre Krisen, die durch Naturkatastrophen, bewaffnete Konflikte oder Epidemien verursacht werden, erfordern eine schnelle und effektive medizinische Reaktion. Die Bereitstellung von Anästhesieversorgung in solchen Situationen ist komplex und mit vielen Herausforderungen verbunden.

1. Anfangsbewertung:
   - **Bedarfsanalyse**: Wie groß ist das Ausmaß der Katastrophe? Welche Arten von Verletzungen oder Krankheiten sind vorherrschend?
   - **Verfügbare Ressourcen**: Welche Ausrüstung, Medikamente und Personal sind vor Ort verfügbar?
2. Schnelle Einrichtung:
   - **Einrichtung von Notfallräumen**: Nutzung von Zelten, temporären Strukturen oder bestehenden Einrichtungen.
   - Sterilisation: Sicherstellung der Sterilisation von Instrumenten unter häufig prekären Bedingungen.
3. Begrenzungen der Ressourcen:
   - **Suboptimale Anästhesie**: In einigen Fällen kann es erforderlich sein, sich mit Lokalanästhetika oder weniger idealen Techniken zu begnügen.
   - **Schmerzmanagement**: Opioide und andere Schmerzmittel können in begrenzter Menge vorhanden sein.

4. Ausbildung des Personals:
   - **Polyvalenz**: In solchen Situationen muss das Personal oft mehrere Rollen übernehmen.
   - **Schnelle Schulung**: Schulen Sie das örtliche Personal oder Freiwillige in den Grundprinzipien der Anästhesie.

5. Accrus Risiken:

**Infektionen**: Erhöhtes Risiko von Infektionen aufgrund von Operationen unter nicht sterilen Bedingungen.

**Komplikationen**: Weniger Überwachung und Ausrüstung bedeuten ein höheres Risiko von Komplikationen bei der Anästhesie.

6. Interdisziplinäre Zusammenarbeit:

**Multidisziplinäre Teams**: Arbeiten Sie eng mit Chirurgen, Krankenpflegern, Logistikern und anderen Spezialisten zusammen.

7. Ethische und kulturelle Aspekte:

**Informierte Zustimmung**: Es kann schwierig sein, in Situationen zu navigieren, in denen eine formelle informierte Zustimmung eingeholt werden muss.

**Respekt für kulturelle Normen**: Berücksichtigung der lokalen Überzeugungen und Praktiken bei der Erbringung von Pflegeleistungen.

8. Psychologische Unterstützung:

**Für die Patienten**: Erkennen Sie das Trauma und den Stress, den die Patienten und ihre Familien erleben.

**Für das Personal**: Vermeidung von Burnout und psychologische Unterstützung für Mitarbeiter, die mit extrem schwierigen Situationen konfrontiert sind.

9. Übergang zur Langzeitpflege:

**Rehabilitation**: Planen Sie den Übergang der Patienten in die postoperative Versorgung und die Rehabilitation.

**Weiterbildung**: Stellen Sie sicher, dass das lokale Personal auch nach der Abreise der Einsatzteams weiter geschult und ausgerüstet wird.


Die Anästhesie in Katastrophensituationen und humanitären Krisen erfordert Flexibilität, Innovation und Widerstandsfähigkeit. Diese Maßnahmen sind entscheidend für die Rettung von Leben in oftmals chaotischen und ungünstigen Kontexten. Die Vorbereitung, die Zusammenarbeit und das Engagement des Personals sind entscheidend für die Bereitstellung einer qualitativ hochwertigen Versorgung in diesen Extremsituationen.

## Übernahme
## einer anaphylaktischen Reaktion

Anaphylaxie ist eine schwere und potenziell lebensbedrohliche allergische Reaktion. Sie kann als Folge der Verabreichung vieler Medikamente und Substanzen auftreten, die während der Anästhesie verwendet werden. Daher ist es für den Anästhesiepfleger von entscheidender Bedeutung, darauf vorbereitet zu sein, eine solche Situation schnell zu erkennen und zu bewältigen.

1. Erkennung von Symptomen:
   - **Herz-Kreislauf**: Hypotonie, Tachykardie oder Bradykardie, Arrhythmie.
   - **Respiratorisch**: Bronchospasmus, Zyanose, Hypoxie, Larynxödem.
   - **Haut**: Hautausschlag, Nesselsucht, Rötung.
   - **Neurologisch**: Unwohlsein, Verwirrung, Bewusstseinsverlust.
2. Sofortige Verhaftung des schuldigen Beamten:
   - Wenn möglich, identifizieren und beenden Sie sofort die Verabreichung des Medikaments oder der Substanz, die im Verdacht steht, die Reaktion ausgelöst zu haben.
3. Aufrechterhaltung der Luftwege und Belüftung:
   - **Intubation oder Beatmung**: Sorgen Sie für eine ausreichende Sauerstoffzufuhr und Beatmung. Im Falle eines Larynxödems kann eine Notfallintubation erforderlich sein.
   - **Zusätzlicher** Sauerstoff: Verabreichen Sie Sauerstoff in hoher Konzentration.

4. Kardiovaskuläre Stabilisierung:
    **Flüssigkeit**: Verabreichen Sie schnell intravenöse Flüssigkeit, um die Hypotonie zu bekämpfen.
    **Medikamente**: Vasopressoren wie Adrenalin sind oft erforderlich.
5. Verabreichung von Adrenalin:
    Adrenalin ist das Medikament der ersten Wahl zur Behandlung von Anaphylaxie. Es muss sofort verabreicht werden.
6. Antihistaminika und Kortikosteroide:
    Diese Medikamente können zur Behandlung und Verhinderung des Fortschreitens der anaphylaktischen Reaktion eingesetzt werden.
7. Behandlung von Bronchospasmus:
    Bronchodilatatoren wie Salbutamol können verabreicht werden, um den Bronchospasmus in den Griff zu bekommen.
8. Kontinuierliche Überwachung:
    Überwachen Sie engmaschig die Vitalzeichen, die Pulsoximetrie, die Kapnographie und, falls verfügbar, den invasiven Blutdruck.
9. Kardiopulmonale Reanimation (CPR):
    Beginnen Sie bei einem Herzstillstand sofort mit der Herz-Lungen-Wiederbelebung.
10. Post-Management:
    Sobald sich die Situation stabilisiert hat, ist es wichtig, den Patienten auf eine Station zu verlegen, wo er überwacht werden kann.
    Stellen Sie sicher, dass der Patient, die Familie und das medizinische Team über die Reaktion und die potenziell schuldigen Medikamente oder Substanzen informiert sind.
    Eine weitere Untersuchung zur Identifizierung des schuldigen Agenten kann erforderlich sein.

Die schnelle und effektive Behandlung einer Anaphylaxie durch das Anästhesiepflegepersonal kann den Unterschied zwischen Leben und Tod ausmachen. Regelmäßige

Schulungen und Simulationen zum Umgang mit solchen Notfallsituationen sind daher unerlässlich.

## Anästhesie außerhalb des Operationssaals: Notfallsituationen

Außerhalb der sterilisierten Wände des Operationssaals kann der Anästhesiepfleger in Notfallsituationen in anderen Bereichen des Krankenhauses oder sogar außerhalb des Krankenhauses eingesetzt werden. Diese Situationen erfordern nicht nur technische Fähigkeiten, sondern auch die Fähigkeit, sich an weniger kontrollierte Umgebungen anzupassen.

1. Kontexte, in denen Anästhesie außerhalb des OPs üblich ist:
- **Bildgebungsdienste**: Interventionelle Radiologie, MRT, CT.
- **Endoskopie**: Gastroenterologie, Bronchoskopie.
- **Sterile Zimmer**: Für immungeschwächte Patienten.
- **Notaufnahme**: Traumatologie, Wiederbelebung in der Notaufnahme.
- **Vor Ort**: Bei Katastrophen, in Kriegsgebieten, bei Schnelleinsätzen.
2. Besondere Herausforderungen:
- **Nicht sterilisierte Umgebungen**: Erhöhtes Infektionsrisiko.
- **Begrenzte Ausstattung**: Fehlen einiger üblicher Einrichtungen des Blocks.
- **Begrenzter Raum**: Mangelnde Mobilität, schwieriger Zugang zum Patienten.
- **Vielfältiges medizinisches Team**: Zusammenarbeit mit Fachleuten aus anderen Fachgebieten.

3. Grundlegende Vorbereitung:

**Schnelle Beurteilung des Patienten**: Vorgeschichte, Medikamente, Allergien.

**Überprüfung der Ausrüstung**: Verfügbarkeit und Funktion der Geräte.

**Kommunikation**: Klarer Dialog mit dem medizinischen Team und dem Patienten.

4. Spezifische Anästhesietechniken:

**Sedierung**: Wird häufig bei kurzen oder schmerzhaften Eingriffen eingesetzt.

**Lokal- oder Regionalanästhesie**: Bevorzugt für bestimmte Körperregionen.

**Vollnarkose**: In komplexeren Situationen oder bei unkooperativen Patienten.

5. Überwachung des Patienten:

**Überwachung**: Ständige Überwachung der Lebenszeichen.

**Vermeidung von Komplikationen**: Antizipation von Nebenreaktionen, Atemproblemen.

6. Management von Komplikationen:

**Hypoxie**: Für ausreichende Belüftung und Sauerstoffzufuhr sorgen.

**Allergische Reaktionen**: Schnelle Behandlung mit geeigneten Medikamenten.

**Kardiovaskuläre Komplikationen**: Umgang mit Arrhythmien, Hypotonie oder Hypertonie.

7. Nach der Anästhesie:

**Postinterventionelle Überwachung**: Sicherstellung der Wiedererlangung des Bewusstseins und der Stabilisierung des Patienten.

**Transfer**: Je nach Zustand des Patienten, Entscheidung über die Aufnahme in die Intensivstation, den Aufwachraum oder die stationäre Behandlung.

Die Anästhesie außerhalb des Operationssaals ist eine anspruchsvolle Praxis, die die Vielseitigkeit und

Anpassungsfähigkeit des Anästhesiepflegepersonals auf die Probe stellt. Obwohl sie besondere Herausforderungen mit sich bringt, ist sie für die Gewährleistung einer qualitativ hochwertigen Versorgung in verschiedenen und oftmals dringenden Situationen von entscheidender Bedeutung. Weiterbildung und Simulation sind entscheidend, um diese Fachkräfte auf diese außergewöhnlichen Situationen vorzubereiten.

# Kapitel 13

**ANÄSTHESIE
UND
BESONDERE
BEVÖLKERUNGSGRUPPEN**

# Immunsupprimierte Patienten und Transplantierte

In der weiten Welt der Medizin stellt die Behandlung von immunsupprimierten und transplantierten Patienten eine einzigartige Herausforderung dar, insbesondere wenn ein chirurgischer Eingriff erforderlich ist, der eine Anästhesie erfordert. Der immunsuppressive Zustand dieser Patienten macht sie besonders anfällig für Infektionen, Medikamentenreaktionen und andere postoperative Komplikationen.

1. Verständnis von Immunsuppression:
   - **Ursachen der Immunsuppression**: Autoimmunerkrankungen, Chemotherapie, Strahlentherapie, immunsuppressive Medikamente, HIV, etc.
   - **Folgen für das Immunsystem**: Anfälligkeit für Infektionen, verzögerte Wundheilung, veränderte Entzündungsreaktionen.
2. Präoperative Bewertung:
   - **Medizinische Vorgeschichte**: Kenntnis der Gründe für die Immunsuppression, laufende Behandlungen, frühere Infektionen, letzte Impfungen.
   - **Klinische Untersuchung**: Bewertung des Allgemeinzustands, Suche nach aktiven Infektionen.
   - **Zusätzliche Untersuchungen**: Bluttests, Thoraxröntgen, Kulturen, falls erforderlich.
3. Spezifische Risiken bei der Anästhesie:
   - **Arzneimittelreaktionen**: Wechselwirkungen mit immunsuppressiven Medikamenten, erhöhtes Risiko von Nebenwirkungen.
   - **Postoperative Infektionen**: Hohes Risiko aufgrund der geringen Abwehrkapazität des Körpers.
   - **Wundheilung**: Mögliche Verzögerung der Wundheilung bei chirurgischen Wunden.

4. Anästhesiologische Vorbereitung:
   Antibiotikaprophylaxe: Verabreichung von Antibiotika vor der Operation zur Vermeidung von Infektionen.

   **Optimierung des Ernährungszustands**: Angemessene Ernährung zur Verbesserung der Wundheilung und der Immunantwort.

   **Mentale Vorbereitung des Patienten**: Rückversicherung, Information über Risiken und Nutzen.
5. Intraoperative Überwachung:
   **Akute Überwachung**: Engmaschige **Überwachung** der Vitalzeichen, der Temperatur und der Sauerstoffsättigung.

   **Rigorose Asepsis**: Aufrechterhaltung einer sterilen Umgebung zur Vermeidung von Infektionen.
6. Postoperative Behandlung:
   **Infektionsüberwachung**: **Überwachung** auf Anzeichen von Infektionen, ggf. Kulturen.

   **Schmerzmanagement**: Effektive Analgesie ohne weitere Beeinträchtigung des Immunsystems.

   **Ernährung und Flüssigkeitszufuhr**: Sorgen Sie für eine angemessene Ernährung, um die Erholung zu unterstützen.
7. Fall von Transplantationspatienten:
   **Kenntnis des** Transplantats: Art der Transplantation, Datum, mögliche Komplikationen.

   **Immunsuppressive** Medikamente: Dosierung, Wechselwirkungen.

   **Abstoßungsrisiken**: Erkennen Sie die frühen Anzeichen einer Abstoßung des Transplantats.

Die anästhesiologische Behandlung von immungeschwächten und transplantierten Patienten erfordert sorgfältige Aufmerksamkeit, eine rigorose Vorbereitung und eine erhöhte Überwachung. Jeder Schritt, von der präoperativen Beurteilung bis zur postoperativen Erholung, muss angepasst werden, um die

Risiken zu minimieren und das beste Ergebnis für diese besonders anfälligen Patienten zu gewährleisten.

# Anästhesie für Patienten mit psychiatrischen Störungen

Patienten mit psychiatrischen Störungen stellen eine besondere Population innerhalb des medizinischen Spektrums dar. Ihre besonderen Bedürfnisse, zusammen mit ihrer medikamentösen und klinischen Vorgeschichte, erfordern einen differenzierten und individuellen Ansatz, wenn ein chirurgischer Eingriff unter Anästhesie erforderlich ist.

1. Verständnis des Spektrums psychiatrischer Störungen:
   - **Übersicht über die Erkrankungen**: Schizophrenie, bipolare Störung, Major Depression, Angststörungen, PTSD und andere.
   - **Auswirkungen auf Wahrnehmung und Kognition**: Realitätsverzerrungen, Anfälligkeit für Angstzustände oder Verwirrung.
2. Präoperative Bewertung:
   - **Psychiatrische Vorgeschichte**: Dauer der Krankheit, aktuelle und frühere Behandlungen, Krankenhausaufenthalte, aktuelle Symptome.
   - **Medikamentenanamnese**: Psychotrope Medikamente, Risiken von Wechselwirkungen, Einhaltung der Behandlung.
   - **Beurteilung des aktuellen psychischen Zustands**: Stabilität, Vorhandensein von akuten Symptomen, Angst vor der Operation.
3. Spezifische Risiken bei der Anästhesie:
   - Wechselwirkungen zwischen Anästhetika und psychotropen Medikamenten.
   - **Postanästhetische Reaktionen**: Erhöhtes Risiko von Verwirrung, Erregung und postoperativem Delirium.

**Schmerzreaktion**: Veränderte Wahrnehmung von Schmerzen, verstärkte emotionale Reaktion.

4. Anästhesiologische Vorbereitung:

**Medikationsstrategie**: Anpassung der Anästhesie, um Wechselwirkungen und Nebenwirkungen zu minimieren.

**Effektive Kommunikation**: Sicherstellen, dass der Patient das Verfahren versteht und sich sicher fühlt.

**Psychologische Unterstützung**: Ziehen Sie ggf. ein Team für psychische Gesundheit hinzu, um den Patienten vorzubereiten.

5. Intraoperative Überwachung:

**Überwachung auf Anzeichen von Agitation**: Erhöhte Reaktion auf Reize, Schwankungen des Blutdrucks oder der Herzfrequenz.

**Anpassung der Anästhesie**: Reagieren Sie schnell auf Anzeichen von Stress oder Unwohlsein.

6. Postoperative Behandlung:

**Delirium-Überwachung**: Erkennen und behandeln Sie Anzeichen von Verwirrung oder Erregung schnell.

**Schmerzmanagement**: Anpassung der Schmerzbehandlung, um den emotionalen Stress zu minimieren.

**Postoperative Kommunikation**: Sicherstellen, dass der Patient seine Situation versteht und sich sicher fühlt.

Die anästhesiologische Behandlung von Patienten mit psychiatrischen Störungen erfordert sorgfältige Aufmerksamkeit und interdisziplinäre Zusammenarbeit. Jede Phase, von der Vorbereitung bis zur Erholung, muss mit Mitgefühl, Verständnis und Fachwissen angegangen werden, um die Sicherheit und das Wohlergehen des Patienten während des gesamten chirurgischen Verlaufs zu gewährleisten.

# Erwägungen für Patienten
# fettleibig oder bariatrisch

Die Anästhesie von Patienten mit Adipositas oder bariatrischer Chirurgie stellt einzigartige Herausforderungen dar. Diese Patienten können Komorbiditäten aufweisen, die mit der Fettleibigkeit verbunden sind, sowie anatomische und physiologische Veränderungen aufgrund der Operation, die eine angepasste Anästhesiebehandlung erfordern.

1. Adipositas: Jenseits des BMI:
   - **Definition und Epidemiologie**: Verständnis des Ausmaßes der Fettleibigkeit in der Bevölkerung.
   - **Assoziierte Komorbiditäten**: Bluthochdruck, Diabetes, Schlafapnoe, Herzkrankheiten, u.a.
2. Präoperative Bewertung:
   - **Krankengeschichte**: Konzentrieren Sie sich auf Krankheiten, die mit Fettleibigkeit verbunden sind.
   - **Chirurgische Vorgeschichte**: Art der bariatrischen Operation, mögliche Komplikationen, postoperative Ergebnisse.
   - **Atmungsfunktion**: Risiko von Schlafapnoe, reduzierter Lungenkapazität, Atelektase.
3. Anatomische und physiologische Herausforderungen:
   - **Luftwege**: Mögliche Schwierigkeiten bei der Intubation aufgrund der Fettverteilung.
   - **Herz-Kreislauf-System**: Erhöhte Belastung des Herzens, Risiko von Arrhythmien.
   - **Arzneimittelmetabolismus**: Veränderte Verteilung, Stoffwechsel und Ausscheidung von Arzneimitteln.
4. Vorbereitung auf die Anästhesie:
   - **Induktionstechniken**: Erkennen Sie mögliche Schwierigkeiten bei der Intubation.
   - **Lagerung des Patienten**: Sicherstellung einer ausreichenden Belüftung und Perfusion.

- **Vaskulärer Zugang**: Achten Sie auf eine gute Kannulation, beachten Sie die Adipositas.
5. Intraoperative Überwachung:
- **Respiratorische Überwachung**: Risiko von Atelektase, Hypoxie.
- **Hämodynamik**: Überwachen Sie das Herz auf Überlastung und myokardiale Ischämie.
6. Postoperative Behandlung:
- **Atmungsmanagement**: Risiko von Apnoe, Notwendigkeit einer Sauerstofftherapie.
- **Schmerzmanagement**: Beurteilung der Notwendigkeit von Schmerzmitteln unter Berücksichtigung des Medikamentenstoffwechsels.
- **Frühzeitige Mobilisierung**: Förderung der Bewegung zur Vermeidung von thromboembolischen und respiratorischen Komplikationen.

Die anästhesiologische Behandlung von adipösen oder bariatrischen Patienten erfordert eine sorgfältige Planung, eine aufmerksame Überwachung und eine enge Zusammenarbeit mit dem chirurgischen Team. Ein gründliches Verständnis der physiologischen Veränderungen und Risiken, die mit Adipositas verbunden sind, wird die Sicherheit und das Wohlbefinden des Patienten vor, während und nach der Operation gewährleisten.

# Kapitel 14

# MANAGEMENT VON CHRONISCHEN SCHMERZEN

# Rolle des Anästhesiepflegers in Schmerzkliniken

Die Schmerzbehandlung ist ein schnell wachsendes medizinisches Fachgebiet. Im Mittelpunkt dieser Entwicklung steht die Anästhesiepflege, die eine wichtige Rolle spielt, indem sie ihre fortgeschrittenen klinischen Fähigkeiten mit einem patientenzentrierten Ansatz kombiniert, um eine ganzheitliche Pflege zu bieten. Schmerzkliniken sind auf die Behandlung von Patienten mit chronischen, akuten, postoperativen oder krankheitsbedingten Schmerzen spezialisiert.

1. Verständnis der Schmerzmechanismen:
    - **Arten von** Schmerzen: Unterscheidung zwischen nozizeptiven, neuropathischen und psychogenen Schmerzen.
    - **Schmerzbewertung**: Verwendung von Schmerzskalen, Schmerzgeschichte, auslösende Faktoren.
2. Interventionstechniken:
    - **Nervenblockaden**: Durchführung von peripheren und zentralen Blockaden zur Schmerzlinderung.
    - **Intrathekale Therapien**: Verabreichung von Medikamenten direkt in den Subarachnoidal- oder Epiduralraum.
    - **Radiofrequenz und Neurolyse**: Zerstörung der Nerven, die für den Schmerz verantwortlich sind.
3. Verabreichung von schmerzstillenden Medikamenten:
    - **Opiate**: Morphin, Fentanyl und andere.
    - Nicht-opioide Schmerzmittel: Paracetamol, NSAIDs.
    - **Begleitende Medikamente**: Antidepressiva, Antikonvulsiva für neuropathische Schmerzen.
4. Ganzheitlicher Ansatz zur Schmerzbehandlung:
    - **Komplementäre Therapien**: Akupunktur, Massage, Physiotherapie.

**Psychologische Unterstützung**: Identifizieren und behandeln Sie die emotionale Komponente des Schmerzes.

5. Patientenaufklärung:

Techniken zur Selbstbehandlung von Schmerzen: Entspannungstechniken, Meditation.

**Kenntnis von** Medikamenten: Nebenwirkungen, Gewöhnungsrisiko, Wechselwirkungen.

6. Multidisziplinäre Zusammenarbeit:

**Zusammenarbeit mit anderen Angehörigen der Gesundheitsberufe**: Physiotherapeuten, Psychologen, Neurologen, um eine umfassende Behandlung zu gewährleisten.

**Halten Sie sich über die neuesten Forschungsergebnisse auf dem Laufenden**: Nehmen Sie an Konferenzen, Seminaren und Fortbildungsveranstaltungen teil.

Der Anästhesiepfleger in einer Schmerzklinik ist weit mehr als nur ein Techniker; er ist ein Fürsprecher, ein Erzieher und oft eine Stütze für die Patienten, die verzweifelt nach Linderung suchen. Es ist wichtig, dass der Anästhesiepfleger nicht nur über solide klinische Fähigkeiten verfügt, sondern auch über Einfühlungsvermögen und Verständnis, um dieser einzigartigen Patientengruppe am besten dienen zu können.

# Fortgeschrittene Techniken Schmerzmanagement

Schmerzen, ob akut oder chronisch, können für Patienten extrem entkräftend sein. Die fortschrittliche Schmerzbehandlung ist das Ergebnis von jahrzehntelanger Forschung, klinischer Praxis und technologischer Innovation. Sie zielt nicht nur auf die Reduzierung von

Schmerzen ab, sondern auch auf die Verbesserung der Lebensqualität des Patienten.

1. Interventionelle Techniken:

   **Transkutane elektrische Neurostimulation (TENS)**: Verwendung von elektrischen Strömen zur Modulation der Schmerzwahrnehmung.

   **Spinale Rückenmarkstimulation (SCS)**: Implantation von Elektroden zur Blockierung der Schmerzweiterleitung.

   **Gepulste Radiofrequenz**: Wird verwendet, um die schmerzverursachenden Nerven vorübergehend zu deaktivieren.

2. Fortgeschrittene pharmakologische Ansätze:

   **Analgetika-Pumpen**: Implantierbare Pumpen zur Verabreichung von Analgetika direkt in den Epiduralraum oder in den intrathekalen Raum.

   **Gezielte Behandlung**: Einsatz spezifischer Medikamente für bestimmte Arten von Schmerzen, wie z.B. neuropathische Schmerzen.

3. Biologische Therapien:

   **Thrombozytenreiches Plasma (PRP)**: Wird zur Behandlung von Muskel- und Skelettschmerzen verwendet und nutzt die regenerativen Eigenschaften des Eigenbluts des Patienten.

   **Zelltherapien**: Einsatz von Stammzellen zur Förderung der Heilung und zur Schmerzlinderung.

4. Fortgeschrittene psychologische Ansätze:

   **Kognitive Verhaltenstherapie (Cognitive Behavioral Therapy, CBT)**: Hilft den Patienten, ihre Schmerzreaktion zu verstehen und zu bewältigen.

   **Biofeedback**: Schulung der Patienten, damit sie bestimmte physiologische Funktionen zur Schmerzbehandlung kontrollieren.

5. Entspannungs- und Meditationstechniken:

**Achtsamkeitsmeditation**: Konzentration auf den gegenwärtigen Moment, um die Wahrnehmung von Schmerzen zu reduzieren.

**Progressive Muskelrelaxation**: Anspannung und progressive Entspannung von Muskelgruppen zur Schmerzlinderung.

6. Ergänzende Ansätze:

**Akupunktur**: Das Einsetzen von feinen Nadeln, um bestimmte Punkte des Körpers zu stimulieren.

**Kälte- und Wärmetherapie**: Einsatz von Wärme und Kälte zur Reduzierung von Entzündungen und zur Schmerzlinderung.

Fortgeschrittene Techniken zur Schmerzbehandlung erfordern ein gründliches Verständnis der Schmerzmechanismen und eine spezielle Ausbildung. Sie bieten jedoch neue Möglichkeiten zur Behandlung von Patienten mit therapieresistenten Schmerzen und verbessern deren Lebensqualität erheblich.

## Zusammenarbeit mit anderen Spezialisten in der Schmerzbehandlung

Die Schmerzbehandlung ist ein komplexes Gebiet, das häufig einen multidisziplinären Ansatz erfordert, um den Patienten eine umfassende und wirksame Behandlung zu bieten. Die Zusammenarbeit zwischen Anästhesiepflegern und anderen Spezialisten ist von entscheidender Bedeutung für die Entwicklung und Durchführung umfassender Behandlungspläne. Diese enge Zusammenarbeit führt zu einer ganzheitlichen Sichtweise, die auf jeden einzelnen Patienten zugeschnitten ist.

1. Die Rheumatologen:
   *Evaluation of musculoskeletal diseases*: Diagnostics and recommendations for bone or articular pain.
   *Zusammenarbeit bei der Behandlung*: Zusammenführung von pharmakologischen und nicht-pharmakologischen Therapien für eine optimale Behandlung.
2. Neurologen:
   *Behandlung neuropathischer Schmerzen*: Verständnis von Nervenerkrankungen und Vorschlag geeigneter Behandlungsmethoden.
   *Neurophysiologische Beurteilung*: Umfassende Tests zur Lokalisierung und Quantifizierung von Nervenschädigungen.
3. Psychiater und Psychologen:
   *Beurteilung der psychologischen Auswirkungen*: Verständnis, wie der Schmerz die Stimmung, den Schlaf und das allgemeine Wohlbefinden beeinflusst.
   *Therapeutische Interventionen*: Kognitive Verhaltenstherapie, Biofeedback und andere Techniken zur Bewältigung der psychologischen Aspekte des Schmerzes.
4. Physiotherapeuten:
   *Physikalische Therapie*: Übungen und Manipulationen, um die Mobilität zu verbessern und die Schmerzen zu reduzieren.
   *Patientenschulung*: Ratschläge zu Körperhaltung, Bewegung und täglichen Aktivitäten, um wiederkehrenden Schmerzen vorzubeugen.
5. Klinische Pharmazeuten:
   *Medikamentenmanagement*: Beratung über schmerzstillende Medikamente, deren Wechselwirkungen und Nebenwirkungen.
   *Adjuvante Therapien*: Vorschläge für zusätzliche Wirkstoffe, um die Wirksamkeit von Schmerzmitteln zu erhöhen.

6. Akupunkteuren:

*Traditioneller chinesischer Ansatz*: Einsatz von Akupunktur zur Schmerzlinderung und Förderung der Heilung.

*Zusammenarbeit für eine kombinierte Versorgung*: Integration von Akupunktur in einen umfassenden Behandlungsplan.

7. Ernährungswissenschaftler:

*Auswirkungen der Ernährung auf den Schmerz*: Verstehen Sie, wie die Ernährung Entzündungen und Schmerzen beeinflussen kann.

*Ernährungspläne*: Erstellung spezifischer Diäten zur Schmerzlinderung und Unterstützung der Heilung.

Durch die enge Zusammenarbeit mit diesen Spezialisten kann die Anästhesiepflegekraft eine umfassende und individuelle Betreuung anbieten, die über die Anästhesie hinausgeht, um eine optimale Schmerzbehandlung für jeden Patienten zu gewährleisten. Diese professionelle Synergie ermöglicht ein besseres Verständnis der Bedürfnisse des Patienten, eine reibungslose Kommunikation und eine konsequente Umsetzung der Behandlungspläne.

# Kapitel 15

# UMWELT UND INFRASTRUKTUR DES OPERATIONSSAALS

# Optimale Gestaltung und Organisation eines Anästhesieraums

Ein gut konzipierter Anästhesieraum ist nicht nur für die Effizienz des Verfahrens, sondern vor allem auch für die Sicherheit des Patienten von entscheidender Bedeutung. Die Anordnung, die Ausstattung und die Merkmale der Umgebung müssen sorgfältig durchdacht sein, um eine optimale Behandlung zu gewährleisten.

1. Raumplanung:
   * *Zentralbereich*: Raum für den Patienten, der von allen Seiten leicht zugänglich ist.
   * *Bewegungsraum*: Groß genug, um die Bewegung des medizinischen Personals zu ermöglichen, ohne dass es zu Engpässen kommt.
2. Beleuchtung:
   * *Einstellbares Licht*: Variable Intensität, um den Anforderungen spezifischer Verfahren gerecht zu werden.
   * *Notbeleuchtung*: Im Falle eines Stromausfalls muss sie sofort verfügbar sein.
3. Anästhesieausrüstung:
   * *Anästhesiegerät*: Für gute Sichtbarkeit und Zugänglichkeit positioniert.
   * *Staubsauger*: Funktionell, regelmäßig getestet und griffbereit.
   * *Monitore*: Ergonomisches Layout, um das schnelle Ablesen der Vitalparameter zu erleichtern.

4. Lagerung von Medikamenten und Verbrauchsmaterial:
   * *Abschließbare Schränke*: Für kontrollierte Medikamente und potenziell gefährliche Substanzen.
   * *Beschriftete Schubladen*: Organisation nach Häufigkeit der Nutzung und Produktkategorie.

5. Verwaltung der Luftwege:
   *Dedizierte Aufbewahrung*: Alle Größen von Laryngoskopen, Masken, Endotrachealtuben und anderen Intubationsgeräten müssen griffbereit sein.
   *Mundabsaugung*: Gebrauchsfertig zur Entfernung von Sekreten oder Hindernissen.
6. Sicherheit:
   *Alarmsysteme*: Funktionstüchtig und gut hörbar.
   *Sauerstoffsensoren*: Zur Vermeidung von hypoxischen Situationen.
   *Feuerlöscher*: Strategisch platziert, um mögliche Brände zu bekämpfen.
7. Mitteilungen:
   *Rufsysteme*: Ermöglichen eine schnelle Kommunikation mit anderen Abteilungen oder Spezialisten.
   *Notruftelefone*: Für den sofortigen Zugang zu Notdiensten.
8. Ergonomie und Komfort:
   *Ergonomische Stühle*: Für das Personal, um den Komfort bei längeren Verfahren zu gewährleisten.
   *Temperaturkontrolle*: Aufrechterhaltung einer für den Patienten und das Personal geeigneten Umgebungstemperatur.
9. Waschbereiche:
   *Waschbecken*: Mit nicht-manuellen Bedienelementen, um die Kontamination zu reduzieren.
   *Desinfektionsmittelspender*: Leicht zugänglich für eine schnelle Handhygiene.
10. Notfallausrüstung:
    *Notfallwagen*: Zusammen mit Wiederbelebungsmaterial gelagert, deutlich beschriftet und regelmäßig überprüft.
    *Defibrillatoren*: Geladen und einsatzbereit.

Die Gestaltung und Organisation eines Anästhesieraums spiegelt das Engagement für Sicherheit, Pflegequalität und Effizienz wider. Jedes Element, von der Anordnung der

Möbel bis zur Platzierung der Medikamente, muss sorgfältig geplant werden, um auf die Bedürfnisse unvorhergesehener Situationen reagieren zu können und eine optimale Versorgung der Patienten in jeder Phase zu gewährleisten.

# Umweltsicherheit und die Hygieneprotokolle

Im medizinischen Bereich, insbesondere in der Anästhesie, sind die Sicherheit der Umgebung und die Hygieneprotokolle von größter Bedeutung. Sie spielen nicht nur eine entscheidende Rolle bei der Vermeidung von Infektionen, sondern auch bei der Gewährleistung einer sicheren und effizienten Umgebung für Patienten und Personal.

1. Kontrolle der Infektion:
   - *Handdesinfektion*: Ermutigen Sie zu häufigem Händewaschen und zur Verwendung von Desinfektionsmitteln auf Alkoholbasis.
   - *Tragen von Schutzkleidung*: Konsequente Verwendung von Kitteln, Masken, Handschuhen und Brillen bei den Verfahren.
2. Wartung und Reinigung der Ausrüstung:
   - *Desinfektionsprotokolle*: Regelmäßige Reinigung von Anästhesiegeräten, Monitoren und anderen Geräten mit geeigneten Desinfektionsmitteln.
   - *Regelmäßige Wartung*: Sicherstellung des ordnungsgemäßen Funktionierens der Ausrüstung, um unerwartete Fehlfunktionen zu vermeiden.
3. Management von medizinischem Abfall:
   - *Abfalltrennung*: Verwendung getrennter Abfallbehälter für biomedizinischen Abfall, scharfe Gegenstände und allgemeinen Abfall.

*Sichere Entsorgung*: Befolgen Sie die lokalen und nationalen Protokolle für eine ordnungsgemäße Entsorgung.

4. Luftqualität und Belüftung:

*HEPA-Filter*: Installation von Lüftungssystemen mit HEPA-Filtern zur Entfernung von Feinstaub und Schadstoffen.

*Überwachung der Luftqualität*: Einsatz von Detektoren zur Überwachung des Sauerstoffgehalts und zur Vermeidung des Austretens von gasförmigen Anästhetika.

5. Sicherheit von Böden und Oberflächen:

*Häufige Reinigung*: Verwendung von Desinfektionslösungen zur Vermeidung von Kreuzkontamination.

*Rutschhemmend*: Stellen Sie sicher, dass der Boden trocken bleibt, um Stürze zu vermeiden.

6. Management der Exposition gegenüber Anästhetika:

*Vermeidung von Lecks*: Regelmäßige Überprüfung der Anschlüsse und Dichtungen der Anästhesiegeräte.

*Angemessene Belüftung*: Vermeiden Sie die Konzentration von gasförmigen Anästhetika in der Luft.

7. Sichere Lagerung von Medikamenten:

*Abschließbare Schränke*: Bewahren Sie Medikamente, insbesondere kontrollierte, an sicheren Orten auf, zu denen nur befugtes Personal Zugang hat.

*Klare Organisation*: Beschriften und organisieren Sie die Medikamente, um Medikationsfehler zu vermeiden.

8. Ausbildung und Sensibilisierung:

*Schulungen*: Organisieren Sie regelmäßige Schulungen für das Personal über die Gesundheits- und Sicherheitsprotokolle.

*Aktualisierungen zu bewährten Praktiken*: Stellen Sie sicher, dass das Personal über die neuesten Sicherheits- und Hygieneempfehlungen informiert ist.

Umweltsicherheit und Hygieneprotokolle sind nicht nur Verfahren, sondern eine Verpflichtung gegenüber dem Wohlergehen von Patienten und Personal. In einer so entscheidenden Umgebung wie dem Anästhesieraum zählt jedes Detail und die strikte Umsetzung dieser Protokolle ist für die bestmögliche Versorgung von entscheidender Bedeutung.

## Verwaltung der Ressourcen und Versorgung

Der Anästhesiesaal ist eine der Säulen einer medizinischen Einrichtung. Er ist für viele chirurgische Eingriffe, sowohl Notfalloperationen als auch geplante Operationen, unerlässlich. Die effiziente Verwaltung von Ressourcen und Vorräten ist nicht nur für die Sicherheit der Patienten, sondern auch für den reibungslosen Ablauf der Operationen von entscheidender Bedeutung. Von der technischen Ausrüstung bis hin zu wichtigen Medikamenten muss jedes Element sorgfältig verwaltet werden.

1. Bestandsaufnahme der Medikamente:
   *Regelmäßige* Überwachung: Führen Sie ein genaues Verzeichnis der verfügbaren Medikamente und deren Verfallsdatum.
   *Proaktive Steuerung*: Vorhersage des zukünftigen Bedarfs auf der Grundlage geplanter Operationen und des üblichen Verbrauchs.
2. Wartung der Ausrüstung:
   *Wartungsplan*: Erstellen Sie einen regelmäßigen Wartungsplan für jedes Gerät.
   *Schnelle Reparaturen*: Ein Netzwerk von qualifizierten Technikern, die im Falle einer Fehlfunktion schnell eingreifen können.

3. Richtige Lagerung:
   *Definierte Lagerbereiche*: Weisen Sie bestimmte Bereiche für Medikamente, Ausrüstung und andere Vorräte zu.

   *Optimale Bedingungen*: Sorgen Sie dafür, dass die Medikamente und die Ausrüstung unter idealen Bedingungen gelagert werden, um ihre Wirksamkeit zu erhalten.
4. Abfallmanagement:
   *Sichere Entsorgung*: Befolgen Sie die Protokolle zur ordnungsgemäßen Entsorgung von medizinischen Abfällen.

   *Abfallreduzierung*: Suche nach Möglichkeiten zur Optimierung der Ressourcennutzung, um Abfall zu minimieren.
5. Weiterbildung:
   *Schulungen für neue Ausrüstung*: Stellen Sie sicher, dass das Personal in der Verwendung der neuesten Ausrüstung geschult wird.

   *Protokoll-Workshops*: Organisieren Sie Sitzungen, um das Personal über Aktualisierungen der Protokolle oder neue Medikamente zu informieren.
6. Zusammenarbeit mit den Lieferanten:
   *Starke Partnerschaften*: Aufbau guter Beziehungen zu zuverlässigen Lieferanten, um eine konstante Versorgung zu gewährleisten.

   *Strategische Verhandlungen*: Arbeit an vorteilhaften Verträgen unter Berücksichtigung der langfristigen Bedürfnisse der Einrichtung.
7. Vorbereitung auf Notfälle:
   *Notfallvorräte*: Halten Sie einen Vorrat an Medikamenten und Ausrüstung bereit, um auf unvorhergesehene Situationen reagieren zu können.

   *Aktionspläne*: Es müssen klare Protokolle vorhanden sein, um schnell auf plötzliche Engpässe oder andere Krisen reagieren zu können.

Die effiziente Verwaltung von Ressourcen und Vorräten in der Anästhesie ist ein heikles Gleichgewicht zwischen Voraussicht und Reaktionsfähigkeit. Die Unvorhersehbarkeit der Medizin bedeutet, dass alles zu jeder Zeit vorhanden sein muss, um die Bedürfnisse der Patienten zu erfüllen. Ein sorgfältiges Management ist daher nicht nur eine Frage der Logistik, sondern auch ein Vertrauensbeweis für die Patienten und das gesamte medizinische Team.

# Kapitel 16

# DIE HERAUSFORDERUNGEN DER AUSBILDUNG IN ANÄSTHESIE

# Entwicklung von Ausbildungs- und Zertifizierungsprogrammen

Der Beruf des Anästhesiepflegers steht im Mittelpunkt der Betreuung von Patienten vor, während und nach einem chirurgischen Eingriff. Er erfordert ein hohes Maß an Kompetenz, klinischem Urteilsvermögen und zwischenmenschlichen Fähigkeiten. Im Laufe der Zeit hat die Entwicklung der medizinischen Techniken, der Technologien und der Bedürfnisse der Patienten dazu geführt, dass die Ausbildungs- und Zertifizierungsprogramme angepasst und modernisiert wurden.

1. Entstehung der Spezialisierung:
    *Die Entstehung der Rolle*: Wie und warum die Rolle des Anästhesiepflegers entstand.
    *Die ersten Programme*: Die Bedeutung der Formalisierung der Ausbildung für die Gewährleistung der Qualität der Pflege.
2. Technische und technologische Entwicklung:
    *Integration von Technologie*: Die Integration technologischer Fortschritte in den Lehrplan.
    *Spezialisierungen innerhalb der Anästhesie*: Ausbildung in spezifischen Techniken wie pädiatrische Anästhesie, Herz-Thorax-Anästhesie etc.
3. Zertifizierung als Qualitätsgarantie:
    *Die Bedeutung der Zertifizierung*: Warum ist eine Zertifizierung für Anästhesiepfleger unerlässlich?
    *Jüngste Entwicklungen bei den Zertifizierungskriterien*: Wie die Messlatte kontinuierlich höher gelegt wurde, um eine ausgezeichnete Pflegequalität zu gewährleisten.
4. Holistischer Ansatz der Ausbildung:
    *Über die Technik hinaus*: Die Bedeutung von Kommunikation, Ethik und Psychologie in der Ausbildung.

*Simulation als pädagogisches Instrument*: Wie die Simulation die Ausbildung revolutioniert hat, indem sie praktische Erfahrungen ohne Risiken für die Patienten bietet.

5. Zeitgenössische Herausforderungen und Anpassungen:

   *Spezialisierung vs. Vielseitigkeit*: Wie sich Ausbildungsprogramme an die sich ändernden Bedürfnisse des medizinischen Umfelds anpassen.

   *Kontinuierliche Integration der neuesten Forschung*: Sicherstellung, dass die Ausbildung immer auf dem neuesten Stand des aktuellen Wissens ist.

6. Internationale Vision und Handel:

   *Globale Vergleiche*: Wie unterscheiden sich die Bildungsprogramme weltweit?

   *Austausch- und Ausbildungsmöglichkeiten im Ausland*: Die Bedeutung von Erfahrungsvielfalt in der Ausbildung.

7. Die Zukunft der Ausbildung und Zertifizierung:

   *Anpassung an den technologischen Fortschritt*: Antizipation der Integration neuer Technologien, wie künstliche Intelligenz, in das Gebiet.

   *Kontinuierliche Aktualisierung der Programme*: Die Bedeutung einer ständigen Neubewertung und Anpassung, um relevant und effektiv zu bleiben.

Die Entwicklung der Ausbildungs- und Zertifizierungsprogramme für Anästhesiepflegekräfte spiegelt den Fortschritt und die Herausforderungen der modernen medizinischen Welt wider. Indem sie auf dem neuesten Stand der medizinischen Ausbildung bleiben, gewährleisten diese Programme, dass Anästhesiepfleger nicht nur kompetent, sondern auch führend in ihrem Bereich sind und bereit sind, ihren Patienten die bestmögliche Pflege zukommen zu lassen.

# Die Bedeutung von Kompetenzen nicht-technische Aspekte in der Ausbildung

Wie viele andere medizinische Bereiche wird auch die Anästhesie oft durch die Brille der technischen Fähigkeiten gesehen, wie z.B. die Fähigkeit, einen Patienten zu intubieren oder Medikamente richtig zu verabreichen. Um jedoch in ihrer Rolle wirklich effektiv zu sein, müssen Anästhesiepfleger auch eine Reihe von nicht-technischen Fähigkeiten beherrschen. Diese oft unterschätzten Fähigkeiten sind von entscheidender Bedeutung für die Gewährleistung der Patientensicherheit, die Verbesserung der klinischen Ergebnisse und die Stärkung der Zusammenarbeit innerhalb des medizinischen Teams.

1. Effektive Kommunikation:
   - *Die Bedeutung des Zuhörens*: Wie aktives Zuhören medizinische Fehler vermeiden und die Behandlung des Patienten erleichtern kann.
   - *Kommunikation mit dem Team*: Zusammenarbeit mit Chirurgen, Krankenschwestern und anderen Fachleuten, um eine reibungslose Behandlung zu gewährleisten.
2. Entscheidungsfindung unter Druck:
   - *Klinisches Urteilsvermögen*: Die Fähigkeit, eine Situation schnell zu beurteilen und informierte Entscheidungen zu treffen.
   - *Umgang mit Unsicherheit*: Wie man in Situationen navigiert, in denen nicht alle Informationen verfügbar oder mehrdeutig sind.
3. Umgang mit Stress und Müdigkeit:
   - *Erkennen der eigenen Grenzen*: Die Wichtigkeit zu wissen, wann man eine Pause einlegen oder um Hilfe bitten sollte.

*Entspannungs- und Resilienztechniken*: Strategien, um selbst in den angespanntesten Situationen ruhig und konzentriert zu bleiben.

4. Teamarbeit und Führung:

*Schaffung einer positiven Kultur*: Förderung einer Umgebung, in der sich jedes Teammitglied wertgeschätzt und gehört fühlt.

*Konfliktlösung*: Techniken zur konstruktiven Lösung von Meinungsverschiedenheiten.

5. Situationsbewusstsein:

*Antizipation von Problemen*: Die Fähigkeit, potenzielle Herausforderungen vorherzusehen, bevor sie auftreten.

*Behalten Sie den Überblick*: Verlieren Sie sich nicht in Details, sondern behalten Sie den Überblick über die gesamte Situation.

6. Zeitmanagement und Prioritäten:

*Organisation in einem dynamischen Umfeld*: Wie man mehrere Aufgaben gleichzeitig bewältigen kann, ohne die Qualität der Pflege zu gefährden.

*Effektive Delegation*: Wissen, wann und wie bestimmte Verantwortlichkeiten delegiert werden sollten.

7. Empathie und patientenzentrierte Pflege:

*Die Bedürfnisse und Ängste des Patienten verstehen*: Es ist wichtig, den Patienten als ganze Person zu sehen und nicht nur als Krankheit oder Verfahren.

*Förderung von Würde und Respekt*: Sicherstellen, dass jeder Patient mit dem Respekt und der Würde behandelt wird, die er verdient.

Die nicht-technischen Fähigkeiten sind ein entscheidender Bestandteil der Ausbildung von Anästhesiepflegern. Durch die Kombination dieser Fähigkeiten mit einer soliden technischen Ausbildung können Anästhesiepfleger eine umfassende, einfühlsame und qualitativ hochwertige Pflege leisten und so die Sicherheit und das Wohlergehen ihrer Patienten gewährleisten.

# Supervision, Mentoring und Weitergabe von Wissen

1. Supervision: Gewährleistung der Qualität der Pflege

   *Die Ziele der Supervision*: Gewährleistung der Patientensicherheit, Stärkung der Kompetenzen von Neulingen und Förderung einer kontinuierlichen klinischen Reflexion.

   *Methoden der Beaufsichtigung*: Von der direkten Beobachtung bis zur Fallbesprechung, wie ältere Krankenpfleger jüngere effektiv beaufsichtigen.

2. Mentoring: Inspiration und Führung der nächsten Generation

   *Die Rolle des Mentors*: Er ist ein Berater, Führer, Lehrer und manchmal auch ein Vertrauter.

   *Die Beziehung zwischen Mentor und Mentee*: Aufbau einer vertrauensvollen Beziehung, Festlegung von Grenzen und Definition von klaren Zielen für das berufliche Wachstum.

3. Wissensvermittlung: Von der Theorie zur Praxis

   *Lehrmethoden in der Anästhesie*: Von Simulationen bis zu realen Fallstudien, wie man effektiv in einer dynamischen klinischen Umgebung unterrichtet.

   *Herausforderungen im Bildungsbereich*: Überwindung von Barrieren wie Zeitmangel oder Generationsunterschiede, um eine effektive Wissensvermittlung zu gewährleisten.

4. Kultivierung einer Umgebung für kontinuierliches Lernen

   *Kultur der Neugier*: Förderung einer Haltung des lebenslangen Lernens, bei der jede Erfahrung, ob gut oder schlecht, als Lernmöglichkeit betrachtet wird.

   *Konstruktives Feedback*: Lernen Sie, konstruktive Kritik zu geben und zu empfangen, um die kontinuierliche Verbesserung zu fördern.

## 5. Bewertung und Anpassung von Ausbildungsmethoden

*Messung der Effektivität*: Verwenden Sie regelmäßige Bewertungen, um sicherzustellen, dass die Wissensvermittlung effektiv und relevant ist.

*Innovation in der Lehre*: Erforschung neuer Methoden und Technologien zur Verbesserung der Lehre in der Anästhesie.

Supervision, Mentoring und Wissensvermittlung sind nicht nur Werkzeuge, um die nächste Generation von Anästhesiepflegern auszubilden. Sie sind auch das Mittel, mit dem der Beruf erneuert, angepasst und gestärkt wird. Indem sie Zeit und Ressourcen in diese Prozesse investieren, gewährleisten Anästhesiepfleger nicht nur die Qualität der Pflege für die Patienten von heute, sondern auch für die Patienten von morgen.

# Kapitel 17

# AMBULANTE
# ANÄSTHESIE

# Prinzipien und Vorteile
# der ambulanten Anästhesie

Ambulante Anästhesie, auch als Anästhesie für ambulante Chirurgie oder Tagesklinik bezeichnet, bezieht sich auf chirurgische Eingriffe, bei denen der Patient am Tag der Operation aufgenommen, operiert und nach Hause entlassen wird, ohne dass eine Übernachtung im Krankenhaus erforderlich ist. Mit dem technologischen Fortschritt und den verbesserten Anästhesiemethoden werden immer mehr Eingriffe in diesem Rahmen durchgeführt. Lassen Sie uns die Prinzipien dieser Praxis und ihre zahlreichen Vorteile näher betrachten.

1. Grundsätze der ambulanten Anästhesie
   - *Geeignete Auswahl der Patienten*: Nicht alle Patienten sind für ambulante Operationen geeignet. Die Ein- und Ausschlusskriterien sind für die Sicherheit des Patienten von entscheidender Bedeutung.
   - *Sorgfältige Planung und Koordination*: Von der präoperativen Vorbereitung bis zur Planung der Entlassung muss alles sorgfältig organisiert werden.
   - *Spezifische Anästhesietechniken*: Verwendung von kurz wirksamen Anästhetika, regionalen Techniken und Analgetika, um Nebenwirkungen zu minimieren und eine schnelle Erholung zu ermöglichen.
2. Vorteile für die Patienten
   - *Bequemlichkeit und Vertrautheit*: Die Patienten können sich in der Bequemlichkeit ihres Zuhauses erholen, umgeben von ihren Angehörigen.
   - *Möglicherweise schnellere Genesung*: Die vertraute Umgebung und der geringere Stress, nicht ins Krankenhaus eingewiesen zu werden, können eine schnellere Genesung fördern.
   - *Verringerung des Risikos von nosokomialen Infektionen*: Durch die Vermeidung einer Übernachtung im Krankenhaus wird das Risiko einer

Exposition gegenüber Krankenhausinfektionen minimiert.

3. Wirtschaftliche Vorteile

*Kostensenkung*: Weniger Zeit im Krankenhaus bedeutet geringere Kosten für die Gesundheitseinrichtungen und möglicherweise auch für die Patienten.

*Erhöhter Durchsatz*: Die Krankenhäuser können mehr Patienten ambulant operieren als stationär operieren.

4. Auswirkungen auf das medizinische Team

*Veränderte Dynamik*: Schnelle Vorbereitung, Intervention und Erholung erfordern eine bessere Koordination und Kommunikation des Teams.

*Berufliche Zufriedenheit*: Viele empfinden es als befriedigend, Patienten zu helfen, sich schnell zu erholen und noch am selben Tag nach Hause zu gehen.

Die ambulante Anästhesie hat die Art und Weise, wie wir über Chirurgie und Anästhesie denken, revolutioniert. Sie stellt einen bemerkenswerten Fortschritt bei der Bereitstellung einer patientenzentrierten Versorgung dar und bietet gleichzeitig erhebliche wirtschaftliche Vorteile für das Gesundheitssystem. Es ist jedoch von entscheidender Bedeutung, dass bei der Nutzung der Vorteile dieses Ansatzes die Sicherheit und das Wohlergehen der Patienten an erster Stelle stehen.

# Auswahl der Patienten und Vorbereitung

Die Auswahl der Patienten und die präoperative Vorbereitung sind entscheidende Schritte auf dem Weg zur Operation. Diese Phasen bestimmen nicht nur, ob ein Patient für ein Verfahren in Frage kommt, sondern legen auch die Grundlage für einen sicheren und effizienten Eingriff. Die Harmonisierung dieser Phasen ist von grundlegender Bedeutung, um die Ergebnisse zu optimieren und die Risiken zu minimieren.

1. Auswahlkriterien: Wer ist der richtige Kandidat?

*Allgemeiner Gesundheitszustand*: Die medizinische Vorgeschichte, chronische Erkrankungen und der aktuelle Zustand des Patienten müssen bewertet werden. Erkrankungen wie Herz-, Atemwegs- oder Nierenerkrankungen können die Entscheidung beeinflussen.

*Art der Operation*: Nicht jede Operation ist für jeden Patienten geeignet. Die Komplexität, die Dauer des Eingriffs und die Erwartung von postoperativen Schmerzen sind Faktoren, die berücksichtigt werden müssen.

*Anästhesiegeschichte*: Frühere Reaktionen auf die Anästhesie, wie Übelkeit oder allergische Reaktionen, sollten notiert werden.

*Psychologische Beurteilung*: Die Fähigkeit des Patienten, die postoperativen Anweisungen zu verstehen und zu befolgen, sowie der Grad des Wohlbefindens und der Angst vor dem Eingriff.

2. Präoperative Vorbereitung: Sicherstellen, dass alles in Ordnung ist

*Medizinische Konsultationen*: Bei Patienten mit Komorbiditäten können Konsultationen mit Spezialisten erforderlich sein. Zum Beispiel ein Kardiologe für einen Patienten mit einer kardialen Vorgeschichte.

*Labortests*: Bluttests, Urintests, Röntgenaufnahmen oder andere Untersuchungen können erforderlich sein, um ein klares Bild des Zustands des Patienten zu erhalten.

*Fasten*: Der Patient wird in der Regel aufgefordert, einige Stunden vor der Operation zu fasten, um Komplikationen während der Anästhesie zu vermeiden.

*Medikation*: Einige Medikamente müssen vor der Operation abgesetzt oder angepasst werden, während andere mit einem kleinen Schluck Wasser eingenommen werden müssen.

*Patientenaufklärung*: Informieren Sie den Patienten darüber, was er vor, während und nach der Operation zu erwarten hat. Dies kann Informationen über Schmerzen, Mobilität und postoperative Pflege beinhalten.

Eine sorgfältige Auswahl der Patienten und eine angemessene Vorbereitung sind keine bloße Formalität, sondern vielmehr die erste Verteidigungslinie gegen Komplikationen und unerwünschte Ergebnisse. Eine offene und transparente Kommunikation zwischen dem Patienten, der Anästhesiepflegekraft und dem Operationsteam ist für eine optimale Pflegequalität von entscheidender Bedeutung.

## Postoperatives Management und Nachsorge

Die postoperative Phase ist ebenso entscheidend wie die präoperative Phase. Während die Operation der zentrale Akt ist, ist die postoperative Phase der Moment, in dem der Patient die Auswirkungen des Eingriffs wirklich spürt. In dieser heiklen Phase liegt der Schwerpunkt auf der Überwachung, der Schmerzbehandlung, der Vermeidung von Komplikationen und der Förderung einer schnellen und vollständigen Genesung.

1. Erste postoperative Überwachung
   *Aufwachraum*: Die ersten Stunden nach der Anästhesie sind lebenswichtig. Die Vitalparameter des Patienten werden genau überwacht, ebenso wie seine

Fähigkeit, das Bewusstsein wiederzuerlangen und selbständig zu atmen.

*Beurteilung der Vitalfunktionen*: Kontinuierliche Überwachung des Blutdrucks, der Herzfrequenz, der Sauerstoffsättigung und der Temperatur, um Anomalien zu erkennen.

*Aufwachen aus der Narkose*: Beurteilen Sie die geistige Klarheit des Patienten und seine Fähigkeit, auf Reize zu reagieren.

2. Schmerzmanagement

*Regelmäßige Schmerzbewertung*: Verwendung von Schmerzskalen, um das Empfinden des Patienten zu quantifizieren.

*Verabreichung von Schmerzmitteln*: Die Medikamente können von Paracetamol bis zu Opioiden reichen, abhängig von der Intensität der Schmerzen.

*Nichtmedikamentöse Techniken*: Ermutigung zur frühen Mobilisierung, Eisanwendung oder Anwendung von Entspannungstechniken.

3. Vermeidung von Komplikationen

*Frühe Mobilisierung*: Hilft, Komplikationen wie tiefe Venenthrombose oder postoperative Lungenentzündung zu verhindern.

*Wundversorgung*: Regelmäßige Inspektion der Operationswunde auf Anzeichen einer Infektion oder Komplikation.

*Hydratation und Ernährung*: Ermutigen Sie den Patienten, entsprechend den Empfehlungen zu trinken und zu essen, um die Genesung zu fördern.

4. Aufklärung des Patienten und seiner Familie

*Postoperative Anweisungen*: Informieren Sie den Patienten über die häusliche Pflege, die einzunehmenden Medikamente, die zu beachtenden Warnzeichen und die Wiederaufnahme der Aktivitäten.

*Nachsorgetermine*: Planen Sie postoperative Konsultationen, um die Genesung zu beurteilen und auf die Bedenken des Patienten einzugehen.

5. Überweisung in eine Spezialeinheit oder Entlassung

*Entlassungskriterien*: Sicherstellen, dass der Patient stabil ist, dass er mit seinen Schmerzen umgehen kann und dass er alle Anweisungen versteht, bevor er das Krankenhaus verlässt.

*Rehabilitation und Physiotherapie*: Bei einigen Operationen ist eine Rehabilitation für die Wiedererlangung der Mobilität und der Funktion von wesentlicher Bedeutung.

Das postoperative Management ist keine isolierte Aufgabe, sondern eine kontinuierliche Zusammenarbeit zwischen dem Patienten, dem Anästhesiepfleger und dem gesamten medizinischen Team. Sorgfältige Aufmerksamkeit, klare Kommunikation und persönliche Betreuung sind die Schlüssel zu einer erfolgreichen Genesung.

# Kapitel 18

# PSYCHOLOGISCHE HERAUSFORDERUNGEN IN ANÄSTHESIE

# Präoperative Angst :
# den Patienten zu verstehen und zu beruhigen

Das Herannahen eines chirurgischen Eingriffs, selbst eines kleinen, kann bei vielen Patienten Sorgen, Zweifel und Ängste hervorrufen. Das Unbekannte, die Angst vor Schmerzen, die Angst vor Komplikationen oder auch nur der Gedanke, eingeschlafen zu sein, können Angst auslösen. Für einen Anästhesiepfleger ist es wichtig, diese Ängste zu verstehen, um eine angemessene Unterstützung zu bieten und das Wohlbefinden des Patienten in allen Phasen des Eingriffs zu gewährleisten.

1. Erkennen Sie die Anzeichen von Angstzuständen
   - *Körperliche Symptome*: Zittern, Schwitzen, Herzklopfen, Übelkeit oder Schwindel.
   - *Emotionale Symptome*: Reizbarkeit, Weinen, Rückzug oder Ausdruck von irrationalen Ängsten.
   - *Verhaltenssymptome*: Wiederholte Fragen, Verweigerung der Zusammenarbeit oder Zögern, den Anweisungen zu folgen.
2. Häufige Ursachen für präoperative Ängste
   - *Angst vor dem Unbekannten*: Nicht zu wissen, was einen während und nach der Operation erwartet.
   - Angst vor *der Anästhesie*: Angst, nicht aufzuwachen, Angst, während der Operation aufzuwachen oder Angst vor möglichen Komplikationen.
   - *Bedenken hinsichtlich des Ergebnisses*: Angst vor schlechten Ergebnissen, Komplikationen oder langer Rekonvaleszenz.
   - *Persönliche* Sorgen: Sorgen über Familie, Arbeit oder andere Verpflichtungen während der Genesungsphase.

3. Strategien zur Beruhigung des Patienten

*Offene Kommunikation*: Ermutigen Sie den Patienten, seine Bedenken zu äußern und beantworten Sie alle seine Fragen klar und ehrlich.

*Präoperative Aufklärung*: Informieren Sie den Patienten über den Ablauf des Eingriffs, die Anästhesieprotokolle und den Genesungsprozess. Vertrautheit kann die Angst vor dem Unbekannten verringern.

*Entspannungsinterventionen*: tiefe Atemtechniken, Visualisierung oder sogar das Hören von beruhigender Musik.

*Emotionale Unterstützung*: Bieten Sie eine beruhigende Präsenz, ermöglichen Sie die Anwesenheit eines Angehörigen oder schlagen Sie eine Konsultation mit einem Psychologen oder Berater vor.

4. Auswirkungen auf das medizinische Personal

*Weiterbildung*: Stellen Sie sicher, dass das gesamte Personal darin geschult ist, präoperative Ängste zu erkennen und damit umzugehen.

*Interdisziplinäre Zusammenarbeit*: Arbeiten Sie mit anderen Mitgliedern des chirurgischen Teams zusammen, um eine ganzheitliche Behandlung der Angst des Patienten zu gewährleisten.

Das Verstehen und Behandeln von präoperativer Angst ist nicht nur für das emotionale Wohlbefinden des Patienten von Vorteil, sondern kann auch positive Auswirkungen auf die klinischen Ergebnisse haben. Ein ruhiger und informierter Patient ist eher bereit zu kooperieren, den postoperativen Richtlinien zu folgen und kann sogar eine schnellere Genesung erfahren. Einfühlungsvermögen, Geduld und eine offene Kommunikation sind die Schlüssel, um erfolgreich durch diese heiklen Momente zu navigieren.

# Unterstützung von Patienten nach einem traumatischen Erlebnis

Es kann für den Patienten traumatisch sein, Zeuge eines chirurgischen Eingriffs zu werden, der nicht wie geplant verläuft, oder mit unvorhergesehenen Komplikationen konfrontiert zu werden. In solchen Momenten ist die Fähigkeit des Anästhesiepflegepersonals, emotionale und psychologische Unterstützung zu leisten, von entscheidender Bedeutung, um dem Patienten zu helfen, sich nicht nur körperlich, sondern auch emotional zu erholen.

1. Anerkennung und Validierung
   - *Aktives Zuhören*: Dem Patienten einen sicheren Raum bieten, in dem er seine Gefühle und Sorgen mitteilen kann.
   - *Validierung*: Erkennen Sie die Gefühle des Patienten an, ohne zu urteilen. Es ist wichtig, die Erfahrungen des Patienten nicht herunterzuspielen.
2. Klare und ehrliche Informationen
   - *Die Situation erläutern*: Geben Sie detaillierte Informationen darüber, was passiert ist, warum es passiert ist und welche Maßnahmen ergriffen wurden, um es zu beheben.
   - *Aktionsplan*: Besprechen Sie die nächsten Schritte für die medizinische Versorgung und die Genesung.
3. Psychologische Unterstützung
   - *Überweisung an Fachleute*: Schlagen Sie eine Konsultation mit einem Psychologen oder Traumatherapeuten vor.
   - *Selbsthilfegruppen*: Informieren Sie den Patienten über die Existenz von Selbsthilfegruppen für diejenigen, die traumatische medizinische Erfahrungen gemacht haben.

4. Regelmäßige Überwachung
   - *Folgetermine*: Regelmäßige Folge*termine,* um die körperliche und emotionale Genesung des Patienten zu beurteilen.
   - *Laufende Beurteilung*: Achten Sie auf Anzeichen von posttraumatischem Stress oder anderen traumabedingten Störungen.
5. Selbstpflege für die medizinische Fachkraft
   - *Supervision*: Suchen Sie nach Möglichkeiten der Supervision oder Beratung, um die persönlichen Gefühle nach traumatischen medizinischen Ereignissen zu verarbeiten.
   - *Wellness-Praktiken*: Entspannungs- und Stressabbauaktivitäten zur Vorbeugung von Burnout.
6. Prävention und Lernen
   - *Analyse von Vorfällen*: Bewerten Sie, was schief gelaufen ist und identifizieren Sie Verbesserungsmöglichkeiten, um zukünftige Vorfälle zu verhindern.
   - *Weiterbildung*: Teilnahme an Schulungen und Workshops zur Verbesserung der klinischen Fähigkeiten und der Kommunikationstechniken.

Die Unterstützung von Patienten nach einer traumatischen Erfahrung erfordert einen umfassenden, patientenzentrierten Ansatz, der nicht nur die körperlichen Bedürfnisse, sondern auch das emotionale und psychologische Wohlbefinden berücksichtigt. Offene Kommunikation, einfühlsames Zuhören und die Bereitschaft, die notwendigen Ressourcen zur Verfügung zu stellen, sind entscheidend, um Patienten bei der Heilung nach solchen Erfahrungen zu helfen.

# Die Rolle der psychologischen Unterstützung für das Personal in der Anästhesie

In der Welt der Medizin und insbesondere in Anästhesieteams sind Stress, Druck und hohe Verantwortung allgegenwärtig. Diese Fachkräfte, die in kritischen Situationen an vorderster Front stehen, sind einem starken emotionalen Druck ausgesetzt. Psychologische Unterstützung spielt eine wichtige Rolle, um ihr Wohlbefinden und ihre Effizienz zu gewährleisten.

1. Erkennung der emotionalen Belastung
   - *Tägliche Exposition*: Verstehen Sie, dass Anästhesiepflegekräfte täglich Situationen ausgesetzt sind, in denen es um Leben und Tod geht, und dass sie jederzeit betroffen sein können.
   - *Auswirkungen auf das Wohlbefinden* : Nicht verarbeitete Emotionen können zu Burnout, Depressionen oder anderen Problemen der psychischen Gesundheit führen.
2. Debriefingbereiche
   - *Postoperative Nachbesprechung*: Angebot regelmäßiger Momente der Diskussion und des Austauschs nach komplexen oder belastenden Eingriffen.
   - *Gesprächsgruppe*: Schaffung eines sicheren Umfelds, in dem die Kollegen ihre Gefühle mitteilen und austauschen können.
3. Berufliche Unterstützung
   - *Psychologische Beratung*: Bereitstellung von Fachleuten für individuelle Beratungen.
   - *Spezifische Schulungen*: Organisation von Schulungen über Stressbewältigung, Resilienz oder Kommunikation in Krisensituationen.

4. Strategien zur Vorbeugung

*Erkennung von Alarmsignalen*: Schulung der Mitarbeiter in der Erkennung der ersten Anzeichen von Burnout oder psychischer Not bei sich selbst und ihren Kollegen.

*Work-Life-Balance*: Förderung eines guten Zeitmanagements und der Wertschätzung von Pausen und Urlaub.

5. Aufbau einer Kultur der Unterstützung

*Offene Kommunikation*: Wertschätzung einer Kultur, in der sich die Mitarbeiter frei fühlen, ihre Anliegen ohne Angst vor Verurteilung mitzuteilen.

*Anerkennung und Wertschätzung*: Würdigen Sie Erfolge und erkennen Sie die Bedeutung der Arbeit jedes Einzelnen an.

6. Forschung und Entwicklung

*Studien und Veröffentlichungen*: Förderung von Studien über die psychische Gesundheit von Anästhesiefachkräften, um deren Bedürfnisse besser zu verstehen und zu antizipieren.

*Integration von Entdeckungen* : Anwendung neuer Erkenntnisse und Techniken zur Verbesserung des Wohlbefindens am Arbeitsplatz.

Die Sicherstellung des psychologischen Wohlbefindens des Anästhesiepersonals ist nicht nur eine Frage des Wohlwollens, sondern eine Notwendigkeit, um eine optimale Patientenversorgung zu gewährleisten. Ein unterstütztes und psychisch gesundes Team ist ein effizientes und einfühlsames Team, das bereit ist, die täglichen Herausforderungen zu bewältigen.

# Kapitel 19

# KOMPLEMENTARITÄT ZWISCHEN ANÄSTHESIE UND REANIMATION

# Grundlegende Prinzipien der Wiederbelebung

Die Reanimation ist die Gesamtheit der medizinischen Techniken zur Aufrechterhaltung oder Wiederherstellung der Lebensfunktionen eines Menschen. Die Grundprinzipien der Wiederbelebung sind für jeden, der im medizinischen Bereich arbeitet, von entscheidender Bedeutung, da sie sich oft mit Situationen befassen, in denen jede Sekunde zählt.

1. Erste Bewertung
   - *Beurteilung der Szene*: Sicherstellen, dass die Umgebung für den Reanimator und den Patienten sicher ist.
   - ABCD der Reanimation:
     - Airway: Sicherstellen, dass die Luftwege frei sind.
     - Breathing: Überprüfen Sie die Atmung und unterstützen oder ersetzen Sie diese Funktion, wenn nötig.
     - Kreislauf: Kontrollieren Sie den Puls und leiten Sie ggf. eine Herzmassage ein.
     - Defibrillation: Verwenden Sie einen Defibrillator, wenn der Patient aufgrund bestimmter Arrhythmien einen Herzstillstand erleidet.
2. Erweiterte Unterstützung der Luftwege
   - *Tracheale Intubation*: Führen Sie einen Schlauch in die Luftröhre ein, um die Atemwege zu sichern.
   - *Mechanische Beatmung*: Der Einsatz eines Geräts, das die Atmung des Patienten unterstützt oder ersetzt.
3. Hämodynamische Unterstützung
   - *Vaskulärer Zugang*: Einrichtung eines schnellen Zugangs zum Blutkreislauf, um Medikamente oder Flüssigkeiten zu verabreichen.

*Vasoaktive Medikamente* : Verwenden Sie Medikamente zur Unterstützung des Blutdrucks und der Herzfunktion.

4. Überwachung

*Elektrokardiographie*: Überwachung der elektrischen Aktivität des Herzens.

*Pulsoximetrie*: Messung der Sauerstoffsättigung des Blutes.

*Kapnographie*: Messung des ausgeatmeten $CO_2$ zur Beurteilung der Ventilation.

5. Spezifische Therapien

*Thrombolyse*: Auflösen eines Gerinnsels, das ein Blutgefäß blockiert.

*Therapeutische Hypothermie*: Kühlung des Körpers, um das Gehirn nach einem Herzstillstand zu schützen.

6. Nach der Reanimation

*Stabilisierung*: Stellen Sie sicher, dass der Patient nach der Reanimation stabil ist.

*Intensivpflege*: Verlegung des Patienten in eine spezialisierte Einheit zur engmaschigen Überwachung und kontinuierlichen Behandlung.

7. Ethik und Entscheidungsfindung

*Zustimmung und Autonomie des Patienten*: Respektieren Sie die Wünsche des Patienten in Bezug auf die Pflege.

*Begrenzung und Abbruch der Behandlung*: Erkennen, wann es im Interesse des Patienten ist, eine Behandlung nicht zu beginnen oder zu beenden.

Die Reanimation ist eine medizinische Disziplin, die eine gründliche Ausbildung, schnelle Entscheidungsfindung und eine enge Koordination zwischen den Teammitgliedern erfordert. Auch wenn sie oft mit Notfallsituationen in Verbindung gebracht wird, ist sie auch Teil eines umfassenden Ansatzes zur Pflege, Begleitung und Achtung der Würde des Patienten.

# Verlegung des Patienten zwischen dem Operationssaal und der Intensivstation

Die Verlegung eines Patienten vom Operationssaal auf die Intensivstation ist ein entscheidender Schritt, der eine sorgfältige Organisation, eine effektive Kommunikation und eine multidisziplinäre Betreuung erfordert, um die Sicherheit und das Wohlbefinden des Patienten zu gewährleisten. Dies ist ein Moment, in dem der Patient aufgrund der kürzlich durchgeführten chirurgischen und anästhesiologischen Eingriffe besonders gefährdet ist.

1. Vorbereitung auf den Transfer
   - *Klinische Beurteilung*: Sicherstellen, dass der Patient kardio-respiratorisch und hämodynamisch stabil ist.
   - *Kommunikation*: Informieren Sie das Team der Intensivpflege über die bevorstehende Ankunft des Patienten und die relevanten Details der Operation und der Anästhesie.
   - *Vorbereitung der Ausrüstung*: Stellen Sie sicher, dass alle lebenserhaltenden Geräte (wie z.B. Beatmungsgeräte) ordnungsgemäß funktionieren und einsatzbereit sind.
2. Der Transferprozess
   - *Koordination*: Festlegung, wer während des Transfers für den Patienten verantwortlich sein wird (in der Regel die Anästhesiepflegekraft oder der Anästhesiearzt).
   - *Sicherheit*: Stellen Sie sicher, dass der Patient sicher auf der Trage fixiert ist und dass alle Schläuche, Katheter und Drähte ordnungsgemäß gesichert sind.
   - *Überwachung*: Setzen Sie die Überwachung der Vitalfunktionen des Patienten während des Transfers fort.
3. Bei Ankunft auf der Intensivstation
   - *Informationsübermittlung*: Geben Sie dem Personal der Intensivstation einen detaillierten Bericht über den

aktuellen Zustand des Patienten, die Einzelheiten des Eingriffs, die verabreichten Medikamente und alle anderen relevanten Informationen.

- *Anschluss an medizinische Geräte*: Schließen Sie den Patienten schnell an die Geräte der Einheit an, wie z.B. Herzmonitor, Beatmungsgerät, etc.

- *Erstbeurteilung*: Das Intensivpflegeteam muss den Patienten sofort beurteilen, um sicherzustellen, dass er stabil ist und um alle dringenden Bedürfnisse zu erfüllen.

4. Follow-up

- *Dokumentation*: Dokumentieren Sie alle Details der Verlegung, einschließlich der Zeiten, der beteiligten Personen und aller Zwischenfälle oder Änderungen des Zustands des Patienten.

- *Kontinuierliche Kommunikation*: Aufrechterhaltung einer offenen Kommunikation zwischen dem Operationssaal und der Intensivstation für alle Aktualisierungen oder Änderungen bezüglich des Zustands des Patienten.

Die Zeit unmittelbar nach der Operation kann eine der kritischsten für einen Patienten sein. Eine gut organisierte und effiziente Verlegung zwischen dem Operationssaal und der Intensivstation ist entscheidend, um die Kontinuität der Pflege zu gewährleisten und die Ergebnisse für den Patienten zu optimieren. Dies erfordert eine enge Zusammenarbeit zwischen Anästhesisten, Chirurgen, Krankenpflegern und dem Team der Intensivstation.

# Zusammenarbeit zwischen Anästhesiepflegekräften und Intensivmedizinern

Die optimale medizinische Versorgung der Patienten vor, während und nach einem chirurgischen Eingriff ist das

Ergebnis einer engen Zusammenarbeit zwischen verschiedenen Spezialisten. Unter ihnen spielen der Anästhesiepfleger und der Intensivmediziner eine wichtige Rolle. Gemeinsam arbeiten sie daran, die Sicherheit und den Komfort des Patienten zu gewährleisten und gleichzeitig seinen physiologischen Zustand zu optimieren.

1. Ergänzende Rollen

   *Präoperative Beurteilung*: Die Anästhesiepflegekraft ist häufig an der ersten Beurteilung des Patienten beteiligt und erfasst die Vorgeschichte, die Medikation und identifiziert mögliche Probleme. Der Intensivmediziner vertieft diese Beurteilung, wobei er sich insbesondere auf die komplexeren Aspekte der Komorbiditäten des Patienten konzentriert.

   *Anästhesieplanung*: Während der Anästhesiepfleger einen Anästhesieplan vorschlagen kann, validiert, passt und überwacht der Intensivmediziner dessen Umsetzung, wobei er die Auswirkungen auf die postoperative Phase berücksichtigt.

2. Teamarbeit im Operationssaal

   *Einleitung und Aufrechterhaltung der* Anästhesie: Die Anästhesiepflegekraft ist häufig für die Verabreichung der Anästhesiemedikamente und die Überwachung der Vitalzeichen unter der Aufsicht und Anleitung des Intensivmediziners verantwortlich.

   *Komplikationsmanagement*: Im Falle einer Komplikation arbeiten das Anästhesiepflegepersonal und der Intensivmediziner zusammen, um den Patienten schnell zu stabilisieren.

3. Postoperative Periode

   *Verlegung auf die Intensivstation (ICU)*: Dies ist eine entscheidende Phase, an der häufig sowohl der Anästhesiepfleger, der den Patienten im Operationssaal betreut hat, als auch der Intensivmediziner, der den Patienten auf der Intensivstation betreut, beteiligt sind.

*Nachsorge auf der* Intensivstation: Während der Anästhesiepfleger die anfängliche Nachsorge übernehmen kann, übernimmt der Intensivmediziner das postoperative Management und kümmert sich um die Schmerzen, die Atmung und die allgemeine Erholung des Patienten.

4. Kommunikation und Ausbildung

*Regelmäßiger Austausch*: Regelmäßige Treffen zwischen den beiden Fachleuten ermöglichen es, komplexe Fälle zu besprechen, die Protokolle zu verfeinern und sicherzustellen, dass die Zusammenarbeit optimal bleibt.

*Fortbildung*: Gemeinsame *Fortbildungen* sind vorteilhaft, um Synergien zu stärken, Wissen auszutauschen und auf dem neuesten Stand der medizinischen Fortschritte zu bleiben.

Die Zusammenarbeit zwischen dem Anästhesiepfleger und dem Intensivmediziner ist von grundlegender Bedeutung, um einen optimalen Ablauf der Eingriffe und die Sicherheit der Patienten zu gewährleisten. Diese Partnerschaft muss auf Respekt, Vertrauen und Kommunikation basieren, um eine ganzheitliche und effektive Patientenversorgung zu gewährleisten.

# Kapitel 20

# MEDIKAMENTE IN DER ANÄSTHESIE: AKTUELLES UND PERSPEKTIVEN

# Neue Anästhesiemittel
# auf dem Markt

Die Anästhesie ist ein medizinisches Fachgebiet, das sich ständig weiterentwickelt, und die pharmazeutische Forschung ist ständig bestrebt, sicherere, wirksamere und für die Patienten besser verträgliche Anästhesiemittel zu entwickeln. Im Folgenden finden Sie einen Überblick über die jüngsten Entwicklungen und aufkommenden Wirkstoffe auf dem Gebiet der Anästhesie. Bitte beachten Sie, dass diese Übersicht auf meinem Wissen bis Januar 2022 beruht und dass es entscheidend ist, die aktuellen Ressourcen für aktuelle Informationen zu konsultieren.

1. Inhalatoren für Anästhetika
Es werden neue Inhalationsmittel entwickelt, die eine schnellere Genesung, weniger Nebenwirkungen und einen geringeren ökologischen Fußabdruck bieten.

- *Desfluran, Sevofluran, Isofluran*: Obwohl diese Wirkstoffe an sich nicht neu sind, werden Fortschritte gemacht, um ihre Verabreichung zu verbessern und ihre Auswirkungen auf die Umwelt zu minimieren.

2. Intravenöse Mittel

- *Remimazolam*: Ein ultra-schnell wirkendes Benzodiazepin, das den Vorteil einer kurzen Halbwertszeit und einer schnellen Elimination hat, was ein schnelleres Erwachen ermöglichen könnte.

- *Dexmedetomidin*: Ein Sedativum, das auf die alpha-2 adrenergen Rezeptoren wirkt und eine Sedierung ohne Atemdepression bietet.

3. Lokale Nervenblockaden

- *Neue Liposomen*: Die Forschung zielt auf die Entwicklung von liposomalen Zubereitungen von Arzneimitteln wie Bupivacain ab, die eine verlängerte Freisetzung und damit eine länger anhaltende Analgesie ermöglichen, ohne dass kontinuierliche Infusionen erforderlich sind.

4. Nicht-opioide Mittel zur Behandlung von Schmerzen

- *Tapentadol*: Wirkt sowohl als Opioid-Agonist als auch als Norepinephrin-Wiederaufnahmehemmer und bietet eine Option für akute und chronische Schmerzen.
- *Mittel, die auf NMDA-Rezeptoren abzielen*: Mittel wie Ketafol (eine Kombination aus Ketamin und Propofol) werden auf ihr schmerzstillendes Potenzial hin untersucht.

5. Umwelterwägungen

Die Forschung konzentriert sich auch auf die Reduzierung der $CO_2$-Bilanz von Anästhetika, insbesondere durch die Optimierung der Verabreichungssysteme zur Minimierung der Treibhausgasemissionen.

Es ist für jeden Anästhesisten und Intensivpfleger von entscheidender Bedeutung, sich über die neuesten Entwicklungen auf dem Laufenden zu halten, nicht nur um die bestmögliche Pflege zu bieten, sondern auch um Veränderungen in der täglichen Praxis vorwegzunehmen. Die Teilnahme an Konferenzen, die Lektüre von Fachzeitschriften und das Engagement in Berufsverbänden sind Möglichkeiten, um auf dem neuesten Stand des Fachgebiets zu bleiben.

# Trends in der Sedierung und Nervenblöcke

Die Anästhesiepraxis entwickelt sich ständig weiter und in den letzten Jahren haben sich neue Trends bei der Sedierung und den Nervenblockaden herausgebildet. Diese Trends wurden durch den technologischen Fortschritt, klinische Forschung und ein besseres Verständnis der Bedürfnisse der Patienten beeinflusst.

1. Sedierung :

   **Minimale** Sedierung: Die bewusste Sedierung, bei der der Patient wach, aber entspannt bleibt, ist bei vielen Eingriffen populär geworden und ermöglicht eine schnellere Erholung mit weniger Nebenwirkungen.

   **Nicht-opioide Sedierungsmittel:** Die Forschung zielt darauf ab, die Abhängigkeit von Opioiden zur Sedierung zu verringern. Wirkstoffe wie Propofol, Dexmedetomidin und Remimazolam bieten interessante Optionen.

   **Orale Sedierung:** Bei kürzeren oder weniger invasiven Eingriffen werden zunehmend orale Sedativa verwendet, wodurch die Notwendigkeit einer intravenösen Verabreichung verringert wird.

2. Nervenblockaden :

   **Ultraschallsteuerung:** Die Verwendung von Ultraschall zur Steuerung der Injektionen von Nervenblockaden hat diese Praxis revolutioniert. Sie erhöht die Genauigkeit der Platzierung des Anästhetikums, verringert das Risiko von Komplikationen und verbessert die Effizienz des Blocks.

   **Katheter zur** kontinuierlichen **Nervenblockade:** Diese Katheter ermöglichen eine kontinuierliche Analgesie nach schmerzhaften Operationen und bieten eine bessere Schmerzbehandlung ohne den längeren Gebrauch von Opioiden.

   **Periphere Nervenblockaden vs. zentrale** Nervenblockaden: Periphere Nervenblockaden, wie z.B. Plexus brachialis- oder Faszienblockaden, werden zunehmend für spezifische Operationen bevorzugt, was den Bedarf an invasiveren zentralen Techniken wie Spinalanästhesien verringert.

   **Neue Hilfsstoffe :** Wirkstoffe wie Dexmedetomidin und Dexamethason werden den Lokalanästhetika zugesetzt, um die Dauer der Analgesie bei Nervenblockaden zu verlängern.

Die Entwicklung der Sedierung und der Nervenblockadetechniken spiegelt den allgemeinen Trend zu einer stärker individualisierten, patientenorientierten Medizin wider. Mit dem technologischen Fortschritt und der Einführung neuer Methoden können Anästhesiepfleger und Anästhesisten eine qualitativ hochwertige Pflege anbieten und gleichzeitig Sicherheit und Komfort für ihre Patienten gewährleisten.

# Herausforderungen im Zusammenhang mit dem Widerstand
## Medikamente und Alternativen

Die Fortschritte in der Anästhesie, wie auch in anderen medizinischen Bereichen, werden durch das Auftreten von Arzneimittelresistenzen behindert. Diese Resistenz stellt eine große Herausforderung für das medizinische Fachpersonal dar und kann direkte Auswirkungen auf die Wirksamkeit von chirurgischen Eingriffen und die Sicherheit der Patienten haben.

1. Verständnis von Arzneimittelresistenz :
   **Resistenzmechanismen:** Im Laufe der Zeit entwickeln einige Bakterien und andere Mikroorganismen Mechanismen, um der Wirkung von Arzneimitteln entgegenzuwirken. Dies ist oft das Ergebnis einer übermäßigen oder unangemessenen Anwendung von Medikamenten.
   **Auswirkungen auf die Anästhesie:** Arzneimittelresistenz kann die Fähigkeit von Anästhetika beeinträchtigen, die gewünschte Wirkung zu erzielen, was die Verwendung höherer Dosen oder

alternativer Arzneimittel mit potenziell erhöhten Risiken für den Patienten erforderlich machen kann.

2. Besondere Herausforderungen in der Anästhesie :

**Antibiotikaresistenz:** Bei chirurgischen Eingriffen werden häufig prophylaktische Antibiotika eingesetzt, um Infektionen zu verhindern. Antibiotikaresistenzen können diese Strategie gefährden und das Risiko postoperativer Infektionen erhöhen.

**Resistenz gegen Anästhetika:** Obwohl weniger häufig, können bestimmte Patientengruppen eine erhöhte Toleranz gegenüber bestimmten Anästhetika aufweisen, was eine Anpassung der Anästhesieprotokolle erforderlich macht.

3. Alternativen und Strategien gegen den Widerstand :

**Suche nach neuen Medikamenten :** Die Entwicklung neuer Anästhetika und Analgetika ist von entscheidender Bedeutung, um der Resistenz zu begegnen.

**Optimierung der Protokolle:** Der kluge Einsatz vorhandener Medikamente durch die Kombination von Wirkstoffen oder die Änderung der Dosierung kann dazu beitragen, ihre Wirksamkeit zu maximieren und gleichzeitig die Entwicklung von Resistenzen zu minimieren.

**Überwachung und Aufklärung: Die** Überwachung von Resistenztrends und die Aufklärung des Gesundheitspersonals über den angemessenen Einsatz von Medikamenten sind von entscheidender Bedeutung.

**Nichtmedikamentöse Therapien:** Die Anwendung alternativer Techniken wie Nervenblockaden, nicht-opioide Sedierung oder Entspannungstechniken kann die Abhängigkeit von bestimmten Medikamenten verringern und das Risiko einer Resistenz minimieren.

Das Auftreten von Arzneimittelresistenzen stellt eine große Herausforderung für den Bereich der Anästhesie dar. Durch interdisziplinäre Zusammenarbeit, kontinuierliche Forschung und eine vernünftige Nutzung der verfügbaren Ressourcen können die Angehörigen der Gesundheitsberufe ihren Patienten jedoch weiterhin eine sichere und wirksame Versorgung bieten.

# Kapitel 21

# QUALITÄT UND KONTINUIERLICHE VERBESSERUNG IN DER ANÄSTHESIE

# Grundsätze des Managements der Qualität im Gesundheitswesen

Das Qualitätsmanagement im Gesundheitswesen zielt auf die Gewährleistung einer sicheren, wirksamen, patientenzentrierten, rechtzeitigen, effizienten und gerechten Gesundheitsversorgung ab. Es basiert auf einem systemischen, auf kontinuierliche Verbesserung ausgerichteten Ansatz, der den Schwerpunkt auf die Vermeidung von Fehlern und nicht auf deren Korrektur legt. Hier ein Überblick über die grundlegenden Prinzipien, die diesen Ansatz leiten:

1. Konzentration auf den Patienten :
   - **Verstehen Sie die Bedürfnisse und Erwartungen der Patienten:** Die Pflege muss um den Patienten herum konzipiert werden, indem seine Vorlieben, Bedürfnisse und Werte berücksichtigt werden.
   - **Förderung der Patientenbeteiligung:** Einbeziehung der Patienten in die Entscheidungsfindung bezüglich ihrer Versorgung und Förderung einer Partnerschaft zwischen Patienten, ihren Familien und den Angehörigen der Gesundheitsberufe.

2. Beweisbasierter Ansatz :
   - **Nutzung der besten verfügbaren Daten:** Übernahme klinischer Praktiken, die auf aktuellen und relevanten wissenschaftlichen Erkenntnissen beruhen, um die Wirksamkeit der Maßnahmen zu gewährleisten.
   - **Innovation und Forschung:** Förderung der klinischen Forschung und Innovation, um die Qualität der Gesundheitsversorgung kontinuierlich zu verbessern.

3. Kontinuierliche Verbesserung :

**Bewertung und Feedback:** Verwenden Sie Mess- und Bewertungsinstrumente, um Bereiche zu identifizieren, die verbessert werden müssen.

**Umsetzung von Korrekturmaßnahmen:** Sobald die Probleme identifiziert sind, setzen Sie Maßnahmen zur Lösung der Probleme und zur Verhinderung ihres Wiederauftretens ein.

4. Engagierte Führung :

**Förderung einer Qualitätskultur:** Die Führungskräfte müssen sich verpflichten, eine Organisationskultur zu fördern, die Qualität und Sicherheit der Pflege wertschätzt.

**Schulung und Ausbildung:** Stellen Sie sicher, dass alle Mitarbeiter in den Grundsätzen der Qualität und Sicherheit der Pflege angemessen geschult werden.

5. Transparente Kommunikation :

**Informationen austauschen:** Erleichterung der Kommunikation zwischen allen Akteuren des Gesundheitssystems, um eine koordinierte und effiziente Behandlung des Patienten zu gewährleisten.

**Meldung von Vorfällen :** Ermutigen Sie dazu, Vorfälle und Fehler zu melden, um daraus zu lernen und die Systeme zu verbessern.

6. Teamarbeit und Zusammenarbeit :

**Interdisziplinäre Arbeit fördern: Förderung** der Zusammenarbeit zwischen den verschiedenen Gesundheitsberufen für eine umfassende Patientenversorgung.

**Partnerschaften:** Zusammenarbeit mit anderen Einrichtungen und Organisationen, um bewährte Praktiken und Ressourcen auszutauschen.

7. Fairness :

**Zugang gewährleisten:** Sicherstellen, dass alle Patienten, ungeachtet ihrer Herkunft oder ihrer Situation, Zugang zu einer qualitativ hochwertigen Versorgung haben.

**Personalisierte Versorgung:** Anpassung der Versorgung an die spezifischen Bedürfnisse jedes einzelnen Patienten unter Gewährleistung einer gleichberechtigten Behandlung für alle.

Das Qualitätsmanagement im Gesundheitswesen erfordert ein kontinuierliches Engagement seitens des Gesundheitspersonals, der Führungskräfte und der Patienten selbst. Es zielt nicht nur auf die Verbesserung der klinischen Versorgung, sondern auch auf die Gewährleistung einer positiven Erfahrung für den Patienten während des gesamten Behandlungsverlaufs.

# Methodologien für die Bewertung und die Verbesserung der Leistung

Im medizinischen Bereich und insbesondere für Anästhesiepfleger ist die Bewertung und Verbesserung der Leistung von entscheidender Bedeutung, um die Sicherheit und Qualität der Pflege zu gewährleisten. Um dieses Ziel zu erreichen, werden verschiedene Methoden eingesetzt. Lassen Sie uns diese Methoden im Detail kennenlernen:

1. Klinische Prüfung :

**Definition und Ziele :** Ein klinisches Audit ist eine systematische Überprüfung der Erbringung von Pflegeleistungen, die mit klaren Kriterien verglichen wird. Sein Ziel ist es, die Qualität der Patientenversorgung zu verbessern.

**Verfahren:** Identifizierung einer Frage oder eines Themas für die Rechnungsprüfung, Festlegung von

Kriterien und Standards, Sammlung und Analyse von Daten und Umsetzung von Änderungen.

2. Mortalitäts- und Morbiditätsprüfung (MRM) :
   **Ziel:** Systematische Untersuchung von Todesfällen und Komplikationen, die in einer Abteilung oder einer Einrichtung auftreten.
   **Verfahren:** Analyse der Fälle, Feststellung, ob Verbesserungen möglich sind und ggf. Umsetzung von Korrekturmaßnahmen.

3. PDCA-Zyklus (Planen, Tun, Prüfen, Handeln) :
   **Planen:** Identifizieren Sie ein Problem oder eine Verbesserungsmöglichkeit und erstellen Sie dann einen Aktionsplan.
   **Durchführung:** Umsetzung des Plans in einem kleinen Maßstab, um ihn zu testen.
   **Überprüfen:** Bewerten Sie die Ergebnisse und vergleichen Sie die Leistung vorher und nachher.
   **Handeln : Auf der** Grundlage der Ergebnisse Entscheidung über eine groß angelegte Umsetzung oder eine Überarbeitung des Plans.

4. Six Sigma :
   **Zielsetzung:** Ein strukturierter Ansatz zur Verbesserung der Leistung durch Eliminierung von Fehlern und Mängeln.
   **Verfahren:** Verwendet statistische Werkzeuge, um verbesserungsbedürftige Prozesse zu identifizieren und diese dann zu optimieren.

5. KPIs (Key Performance Indicators) :
   **Definition:** Spezifische Indikatoren, die einer Organisation helfen, ihre Leistung im Hinblick auf ihre strategischen Ziele zu messen.

**Nutzung:** KPIs werden genutzt, um die aktuelle Leistung zu bewerten, zukünftige Ziele zu definieren und Korrekturmaßnahmen zu ergreifen.

6. Peer Reviews :

**Ziel:** Bereitstellung von Feedback zur individuellen Leistung auf der Grundlage der Beobachtungen von Kollegen.

**Verfahren:** Die Fachkräfte bewerten ihre Kollegen auf der Grundlage vorab festgelegter Kriterien. Dieses Verfahren kann formell oder informell sein.

7. Benchmarks oder Benchmarking :

**Definition:** Die Leistungen einer Organisation oder einer Einheit mit denen der besten Praktiken oder anerkannten Standards vergleichen.

**Nutzung:** Identifizierung von Leistungslücken und Umsetzung von Strategien, um diese Standards zu erreichen oder zu übertreffen.

8. Bewertungen der Patientenzufriedenheit :

**Ziel:** Messung der Patientenzufriedenheit zur Bewertung der Qualität der Pflege.

**Verfahren:** Verwendung von Fragebögen, Interviews oder anderen Methoden, um die Meinungen der Patienten zu erfassen.

Jede dieser Methoden bietet eine einzigartige Perspektive auf die Leistung. Durch die Kombination und Anpassung an die spezifischen Bedürfnisse einer Einrichtung oder eines Dienstes kann ein vollständiges Bild der Leistung erstellt und die Bereiche identifiziert werden, die verbessert werden müssen. Der Schlüssel ist ein kontinuierlicher Verbesserungsprozess, bei dem der Patient immer im Mittelpunkt steht.

# Erfahrungsberichte
## und Analyse von Vorfällen

Im medizinischen Bereich, insbesondere in der Anästhesie, können selbst kleine Zwischenfälle schwerwiegende Folgen für den Patienten haben. Das Feedback und die Analyse von Vorfällen sind daher von entscheidender Bedeutung für die Verbesserung der Qualität und Sicherheit der Pflege. Lassen Sie uns diese Elemente in einer flüssigen und gründlichen Weise untersuchen.

1. Die Bedeutung von Erfahrungsberichten :
Feedback ist nicht nur auf Fehler oder Misserfolge ausgerichtet. Es ist ein Lernprozess, der es ermöglicht, konkrete Situationen zu bewerten, daraus zu lernen und zukünftige Praktiken zu verbessern. In der Welt der Anästhesie ist das Feedback von entscheidender Bedeutung, um zu vermeiden, dass die gleichen Fehler wiederholt werden.

2. Kultur der Sicherheit und nicht der Schuld :
Um die Weitergabe von Vorfällen oder Fehlern zu fördern, ist es wichtig, eine Kultur zu schaffen, in der die Sicherheit an erster Stelle steht und in der sich die Mitarbeiter frei fühlen, ihre Erfahrungen ohne Angst vor negativen Folgen weiterzugeben. Wenn wir unsere Fehler erkennen und verstehen, können wir uns wirklich weiterentwickeln.

3. Methodik zur Analyse der Vorfälle :
**Informationssammlung:** Unmittelbar nach einem Vorfall ist es wichtig, alle relevanten Details zu dokumentieren, einschließlich der Ereignisse, die zu dem Vorfall führten, der beteiligten Personen, der verwendeten Ausrüstung usw. Es ist wichtig, dass Sie alle relevanten Informationen über den Vorfall dokumentieren.

**Kausalanalyse:** Anstatt einfach nur zu identifizieren, was schief gelaufen ist, ist es entscheidend zu verstehen, warum dies passiert ist. Die Ursachenanalyse kann helfen, systemische oder organisatorische Probleme zu identifizieren, die zu dem Vorfall beigetragen haben.

**Entwicklung von Lösungen:** Auf der Grundlage der Analyse werden Empfehlungen formuliert, um derartige Vorfälle in Zukunft zu vermeiden.

4. Aufteilung des Unterrichts :
Nach der Analyse ist es wichtig, die Schlussfolgerungen und Erkenntnisse mit dem Team oder sogar mit der gesamten Institution zu teilen. Dies kann in Form von Teamsitzungen, Schulungen oder Veröffentlichungen erfolgen.

5. Kontinuierliche Verbesserungen :
Die Schleife endet nicht, sobald der Vorfall analysiert wurde. Die Empfehlungen müssen umgesetzt, überwacht und ausgewertet werden, um sicherzustellen, dass sie wirksam sind.

6. Technologische Unterstützung :
Technologische Hilfsmittel, wie elektronische Meldesysteme, können die Erfassung, Analyse und Nachverfolgung von Vorfällen erleichtern. Diese Systeme können auch dabei helfen, Trends oder wiederkehrende Probleme zu identifizieren.

7. Patientenbeteiligung :
Patienten oder ihre Familien können wertvolle Einblicke in die Vorfälle liefern. Indem wir sie in den Analyseprozess einbeziehen, können wir ein vollständigeres Bild des Ereignisses erhalten und das Vertrauen stärken.

Jeder Vorfall, so bedauerlich er auch sein mag, bietet eine einzigartige Gelegenheit, zu lernen und sich zu verbessern.

Durch einen systematischen und wohlwollenden Ansatz bei der Analyse von Zwischenfällen können Anästhesiepfleger und ihr Team die Sicherheit und Qualität der von ihnen geleisteten Pflege kontinuierlich verbessern.

# Kapitel 22

# HISTORISCHE PERSPEKTIVEN ANÄSTHESIE

# Die Entwicklung der Anästhesie durch die Zeitalter

Seit den Anfängen der Zivilisation hat die Menschheit nach Möglichkeiten gesucht, Schmerzen zu lindern, insbesondere bei medizinischen oder chirurgischen Eingriffen. Die Anästhesie, wie wir sie heute kennen, ist das Ergebnis von Jahrtausenden des Experimentierens, zufälliger Entdeckungen und medizinischer Innovationen. Lassen Sie uns eine Reise durch die Zeit unternehmen, um die Entwicklung dieser wichtigen medizinischen Disziplin nachzuvollziehen.

1. Die antiken Ursprünge :
Vor dem Aufkommen der modernen Anästhesie verwendeten die alten Zivilisationen primitive Methoden zur Schmerzlinderung. Die Ägypter verwendeten zum Beispiel Opiate und Alkohol, um einen Zustand der Bewusstlosigkeit herbeizuführen. Die Chinesen waren vielleicht die ersten, die Akupunktur zur Schmerzlinderung anwendeten.

2. Mittelalter und Renaissance :
In diesen Zeiten machte die Medizin zaghafte Schritte. Mischungen aus Kräutern, Alkohol und Opiaten wurden häufig zur Schmerzlinderung verwendet, obwohl die Wirksamkeit unterschiedlich war. Versuche, Substanzen wie Alraune oder Tollkirsche zu verwenden, waren üblich und oft katastrophal.

3. Das 19. Jahrhundert: Das Zeitalter der Innovation :
**Äther und Chloroform:** 1846 wurde in Boston der erste chirurgische Eingriff unter Äther erfolgreich durchgeführt. Kurze Zeit später wurde Chloroform als Alternative eingeführt. Diese Substanzen haben die Chirurgie revolutioniert, obwohl sie ihre eigenen Risiken und Nachteile haben.

**Kokain:** Wurde als Lokalanästhetikum in der Augenheilkunde entdeckt und hat den Weg für andere, sicherere Lokalanästhetika geebnet.

4. Das 20. Jahrhundert: Auf dem Weg zu einer sichereren Anästhesie :

**Einführung von Barbituraten:** In den 1930er Jahren wurden diese Medikamente zur Einleitung der Anästhesie eingeführt, da sie eine bessere Kontrolle als inhalierte Mittel boten.

**Entwicklung der** Regionalanästhesie**:** Mit der Einführung von Medikamenten wie Lidocain wurden Techniken wie die Spinalanästhesie und die Periduralanästhesie populär.

**Überwachungsgeräte:** In der zweiten Hälfte des Jahrhunderts wurden hochentwickelte Geräte zur Überwachung des Zustands des Patienten entwickelt, wodurch die Sicherheit erhöht wurde.

5. Das 21. Jahrhundert: Personalisierung und Präzision :
Mit dem Aufkommen der Genomik und der personalisierten Medizin ist die Anästhesie noch gezielter geworden. Schnell wirkende Anästhetika, ultraschallgesteuerte Regionalanästhesietechniken und ein besseres Verständnis der Wechselwirkungen und Nebenwirkungen von Medikamenten haben dazu beigetragen, dass die Anästhesie heute sicherer und wirksamer ist als je zuvor.

Die Geschichte der Anästhesie ist geprägt von Versuch und Irrtum, von Entdeckungen und Innovationen. Von primitiven und oft gefährlichen Praktiken bis hin zu einer hochentwickelten und sicheren medizinischen Disziplin hat die Anästhesie einen langen Weg zurückgelegt, der von dem unaufhörlichen Streben der Menschheit nach Schmerzlinderung und Patientensicherheit zeugt.

# Pioniere und bedeutende Entdeckungen

Die Praxis der Anästhesie wurde durch eine Reihe von Entdeckungen und Innovationen geprägt, die die Medizin und die Chirurgie revolutioniert haben. Hinter jedem Fortschritt standen visionäre Individuen, die es wagten, die Grenzen des Möglichen zu überschreiten. Lassen Sie uns einen Blick auf einige dieser Pioniere und ihre herausragenden Beiträge werfen.

1. Horace Wells (1815-1848) :
    **Beitrag:** Die Verwendung von Distickstoffmonoxid (oder Lachgas) als Anästhesiemittel.
    Der Zahnarzt Wells war der erste, der Lachgas einsetzte, um einen Zahn schmerzfrei zu ziehen. Obwohl seine ersten öffentlichen Demonstrationen von Kontroversen begleitet waren, legte seine Entdeckung den Grundstein für die moderne Anästhesie.

2. William Thomas Green Morton (1819-1868) :
    **Beitrag:** Der erste erfolgreiche Einsatz von Äther als Anästhetikum.
    Morton demonstrierte 1846 im Massachusetts General Hospital erfolgreich die Verwendung von Äther für die Anästhesie. Diese Demonstration, die heute als "Ether Day" bekannt ist, stellte einen Wendepunkt in der Chirurgie dar.

3. James Young Simpson (1811-1870) :
    **Beitrag:** Die Einführung von Chloroform in der Anästhesie.
    Simpson, ein schottischer Geburtshelfer, war der erste, der die anästhetischen Eigenschaften von Chloroform erkannte und es zur Schmerzlinderung bei der Geburt einsetzte.

4. Carl Koller (1857-1944) :
**Beitrag:** Die Entdeckung der anästhetischen Eigenschaften von Kokain für die Augenchirurgie.
Koller, ein Augenarzt, führte Kokain als Lokalanästhetikum in der Augenheilkunde ein und revolutionierte damit die chirurgischen Verfahren am Auge.

5. John Snow (1813-1858) :
**Beitrag:** Pionier in der kontrollierten Verabreichung von Anästhetika.
Snow, der auch für seine Arbeit in der Epidemiologie bekannt ist, verbesserte die Methoden der Verabreichung von Chloroform und Äther und verabreichte insbesondere Königin Victoria Chloroform während der Entbindung.

6. Virginia Apgar (1909-1974) :
**Beitrag:** Entwicklung des "Apgar-Score".
Apgar, ein Anästhesist und Kinderarzt, entwickelte den Apgar-Score zur schnellen Beurteilung der Gesundheit von Neugeborenen, ein Verfahren, das auch heute noch in Kreißsälen auf der ganzen Welt verwendet wird.

7. Sir Ivan Magill (1888-1986) :
**Beitrag:** Innovation in thorakaler Anästhesie.
Magill entwickelte eine Reihe von Instrumenten und Techniken für die Trachealintubation, darunter die berühmte Magill-Zange, die auch heute noch verwendet wird.

Diese und andere Pioniere haben den Grundstein für die moderne Anästhesie gelegt. Ihre Neugier, Beharrlichkeit und ihr Einfallsreichtum haben dazu beigetragen, die Sicherheit und Wirksamkeit medizinischer Eingriffe zu verbessern, was Millionen von Patienten auf der ganzen Welt zugute kam.

## Lehren aus der Vergangenheit und Einfluss über die aktuelle Praxis

Die Geschichte der Anästhesie ist geprägt von durchschlagenden Erfolgen, kläglichen Misserfolgen, kühnen Experimenten und progressiven Entwicklungen. Wenn man diese reiche Geschichte betrachtet, kann man die wichtigsten Lektionen erkennen, die auch heute noch die Praxis prägen. Diese Lektionen sind zeit- und technologieübergreifend und erinnern die Fachleute an die Grundprinzipien ihres Berufs.

**1. Sicherheit geht vor :**
Tragische Misserfolge, wie Todesfälle aufgrund von Überdosierungen oder Verabreichungsfehlern, haben die Notwendigkeit einer sorgfältigen Beurteilung der Patienten und einer sorgfältigen Überwachung während der Anästhesie verstärkt. Die heutige Praxis mit ihren strengen Protokollen und fortschrittlichen Überwachungsgeräten spiegelt diese Lektion wider.

**2. Die Notwendigkeit der Weiterbildung :**
Als neue Wirkstoffe und Techniken entdeckt wurden, wurde klar, dass die Grundausbildung nicht ausreichend war. Heute sind Weiterbildung, regelmäßige Zertifizierungen und Simulationen zur Norm geworden und gewährleisten, dass Anästhesisten in ihrem Beruf immer auf dem neuesten Stand sind.

**3. Die Bedeutung der interprofessionellen Zusammenarbeit**
Persönlichkeiten wie John Snow, der eng mit Chirurgen zusammenarbeitete, haben gezeigt, dass die Anästhesie

nicht in einem Vakuum stattfindet. Heute ist die Teamarbeit zwischen Anästhesisten, Chirurgen, Krankenschwestern und anderen Gesundheitsfachkräften von entscheidender Bedeutung, um eine optimale Patientenversorgung zu gewährleisten.

## 4. Anpassungsfähigkeit angesichts des Unbekannten :
In neuen oder unvorhergesehenen Situationen mussten Anästhesisten in der Vergangenheit oft improvisieren. Diese Anpassungsfähigkeit ist auch heute noch von entscheidender Bedeutung, insbesondere in Notfallsituationen oder bei Patienten mit komplexen medizinischen Herausforderungen.

## 5. Ethik und informierte Zustimmung :
Die ersten Anästhesien wurden manchmal ohne die volle Zustimmung des Patienten durchgeführt. Die Skandale und die daraus resultierenden Konsequenzen haben die entscheidende Bedeutung der informierten Zustimmung hervorgehoben, eine Praxis, die nun fest in den medizinischen Verfahren verankert ist.

## 6. Verantwortungsvolle Innovation und Experimente :
Während Wagemut und Innovation für den Fortschritt in der Anästhesie von entscheidender Bedeutung waren, müssen sie durch einen ethischen und verantwortungsbewussten Ansatz ausgeglichen werden. Die moderne klinische Forschung in der Anästhesie ist daher streng reguliert, um sicherzustellen, dass neue Methoden sowohl sicher als auch wirksam sind.

## 7. Die Bedeutung von Kommunikation und Bildung :
Die Pioniere der Anästhesie waren auch leidenschaftliche Verfechter ihres Berufsstandes und klärten die Öffentlichkeit und andere medizinische Fachkräfte über die Vorteile und Risiken der Anästhesie auf. Heutzutage ist die Kommunikation mit den Patienten, ihren Familien und dem

medizinischen Team immer noch ein Grundpfeiler der Anästhesiepraxis.

Diese Lehren aus der Vergangenheit sind nicht einfach nur historische Erzählungen, sondern bilden das Fundament, auf dem die moderne Anästhesiepraxis ruht. Sie erinnern die heutigen Fachkräfte an die Schwere ihrer Verantwortung und leiten sie in ihrem ständigen Streben nach Spitzenleistungen.

# Kapitel 23

# KARRIEREENTWICKLUNG

# Akademischer Pfad und Weiterbildung

Die Anästhesie als medizinisches Fachgebiet erfordert ein hohes Maß an Kompetenz, Genauigkeit und Wissen. Der akademische Werdegang und die Weiterbildung spielen eine entscheidende Rolle, um sicherzustellen, dass die Fachkräfte in diesem Bereich gut ausgerüstet sind, um eine sichere und wirksame Versorgung zu gewährleisten. Im Folgenden finden Sie einen Überblick über die typische akademische Laufbahn und die Bedeutung der Weiterbildung in diesem Fachgebiet.

1. Grundausbildung :
    - **Prämedizinische Studien**: Wie bei anderen medizinischen Berufen beginnt ein Anästhesiekandidat oft mit einer akademischen prämedizinischen Ausbildung, die die Grundlagen der biologischen, chemischen und physikalischen Wissenschaften umfasst.
    - **Medizinische Hochschule**: Nach dem Erwerb eines vormedizinischen Abschlusses tritt der Student in die medizinische Hochschule ein, wo er vier bis sechs Jahre (je nach Land) studiert und seinen Abschluss als Arzt erwirbt.

2. Spezialisierte Ausbildung :
    - **Internat**: Nach der medizinischen Fakultät beginnt der Anwärter für Anästhesie in der Regel ein ein- bis zweijähriges Internatsprogramm, das sich auf die allgemeine klinische Praxis konzentriert.
    - **Facharztausbildung in Anästhesie**: Abhängig von der Facharztausbildung ist eine Facharztausbildung in Anästhesie erforderlich. Diese dauert in der Regel zwischen drei und fünf Jahren und konzentriert sich ausschließlich auf die Anästhesie und ihre Subspezialitäten.

3. Zertifizierung und Zulassung :

**Zertifizierungsprüfung**: Nach der Facharztausbildung muss der Anästhesist häufig eine Prüfung ablegen, um in seinem Fachgebiet zertifiziert zu werden.

**Zulassung**: Je nach Gerichtsbarkeit kann ein Anästhesist auch eine Zulassung oder eine Lizenz benötigen, um zu praktizieren.

4. Weiterbildung :

Die Medizin, und insbesondere die Anästhesie, ist ein sich ständig weiterentwickelndes Gebiet. Neue Techniken, Medikamente und Technologien kommen regelmäßig auf den Markt. Um auf dem Laufenden zu bleiben :

**Kurse und Workshops**: Workshops, Seminare und Kurse werden regelmäßig von Berufsverbänden oder akademischen Institutionen organisiert.

**Klinische Simulationen**: Mit dem Aufkommen der Simulationstechnologie können Anästhesisten komplexe Szenarien in einer sicheren Umgebung üben.

**Rezertifizierung**: Einige Länder oder Regionen verlangen, dass Anästhesisten alle paar Jahre rezertifiziert werden, was das Ablegen von Prüfungen oder den Nachweis eines bestimmten Umfangs an Fortbildung erfordern kann.

**Lesen und Forschung**: Die regelmäßige Lektüre von Fachzeitschriften und die Teilnahme an Forschungsprojekten können ebenfalls gefördert oder verlangt werden.

5. Unterspezialitäten :

Wie in anderen medizinischen Bereichen gibt es auch in der Anästhesie mehrere Unterspezialisierungen, wie z.B. Kinderanästhesie, Herzanästhesie oder Schmerzmedizin. Jede dieser Unterspezialisierungen kann eine zusätzliche Ausbildung und Zertifizierung erfordern.

Die akademische und berufliche Laufbahn eines Anästhesisten ist lang und anspruchsvoll. Diese Strenge gewährleistet jedoch, dass die Patienten die bestmögliche Versorgung erhalten, wenn sie am verletzlichsten sind. Die kontinuierliche Fortbildung ist nicht nur ein ethisches Gebot, sondern auch wesentlich, um die Sicherheit, Wirksamkeit und Weiterentwicklung der anästhesiologischen Praxis zu gewährleisten.

## Möglichkeiten der Spezialisierung auf dem Gebiet der Anästhesie

Die Anästhesie ist ein breites medizinisches Gebiet, das viele Möglichkeiten zur Spezialisierung bietet. Jede dieser Spezialisierungen erfordert eine spezifische Ausbildung und Fachkenntnisse, um den besonderen Bedürfnissen der Patienten gerecht zu werden. Hier ist ein Überblick über die wichtigsten Unterspezialisierungen in der Anästhesie :

1. Pädiatrische Anästhesie :
   - Dieses Fachgebiet konzentriert sich auf die anästhesiologische Behandlung von Neugeborenen, Säuglingen, Kindern und Jugendlichen.
   - Sie erfordert eine gründliche Kenntnis der Physiologie und der Krankheiten, die für diese Altersgruppe spezifisch sind.

2. Herzanästhesie :
   - Auf Patienten ausgerichtet, die sich einer Herzoperation unterziehen, einschließlich Bypass-Operationen und Herzklappenoperationen.
   - Herzanästhesisten sind für den Umgang mit komplexen hämodynamischen Situationen ausgebildet und verwenden häufig die transösophageale Echokardiographie.

3. Anästhesie in der Geburtshilfe :
   - Der Schwerpunkt liegt auf der Betreuung von Frauen während der Wehen und der Entbindung.
   - Umfasst das Management von Periduralanästhesie, Spinalanästhesie und anderen Formen der Anästhesie für Kaiserschnitte.

4. Schmerzmedizin :
   - Konzentriert sich auf die Behandlung und den Umgang mit chronischen Schmerzen.
   - Die Verfahren umfassen häufig Nervenblockaden, epidurale Injektionen und die Implantation von Medikamentenpumpen.

5. Neurochirurgische Anästhesie :
   - Für Patienten, die sich einer Gehirn- oder Wirbelsäulenoperation unterziehen.
   - Spezialisierte Kenntnisse der Neurophysiologie und der Überwachungstechniken sind erforderlich.

6. Regionalanästhesie und Anästhesie für Traumatologie :
   - Fokus auf Nervenblockaden bei bestimmten Eingriffen oder zur Schmerzbehandlung nach einer Operation.
   - Nützlich für orthopädische und traumatologische Operationen.

7. Ambulante Anästhesie :
   - Für Eingriffe, die es dem Patienten ermöglichen, am selben Tag nach Hause zu gehen.
   - Erfordert die Beherrschung von Techniken, die eine schnelle Erholung ermöglichen und die Nebenwirkungen minimieren.

8. Intensivpflege in der Anästhesie :
   - Der Anästhesist und Intensivmediziner ist auf die Behandlung von schwerkranken Patienten in Intensivstationen spezialisiert.

Sie behandeln Organversagen, hämodynamische Ungleichgewichte und respiratorische Komplikationen.

9. Anästhesie für die Transplantation :
   Management von Patienten, die sich einer Organtransplantation wie Leber, Herz oder Niere unterziehen.
   Eingehende Kenntnisse der Organphysiologie und der Immunsuppression sind erforderlich.

10. Anästhesieforschung :
    Für diejenigen, die an akademischer und klinischer Forschung interessiert sind.
    Die Themen können von den Mechanismen der Anästhesie bis zur Verbesserung von Techniken und Medikamenten reichen.

Diese Spezialisierungen bieten Anästhesisten die Möglichkeit, ihre Fähigkeiten und Kenntnisse in bestimmten Bereichen zu vertiefen und so eine optimale Versorgung der Patienten entsprechend ihrer besonderen Bedürfnisse zu gewährleisten. Die Spezialisierung ermöglicht es Anästhesisten auch, eng mit anderen Gesundheitsfachkräften zusammenzuarbeiten und so einen interdisziplinären Ansatz für die Patientenversorgung zu schaffen.

# Networking, Mentoring und Führung in der Anästhesie

Die Anästhesie ist, wie andere medizinische Fachgebiete auch, einem ständigen Wandel unterworfen. Um in diesem Bereich zu wachsen und sich weiterzuentwickeln, ist es wichtig, professionelle Beziehungen zu pflegen, eine

Führungsrolle zu übernehmen und von Mentoren beraten zu werden. Lassen Sie uns auf diese drei Säulen eingehen:

1. Networking :
   Bedeutung :
   - Networking bietet die Möglichkeit, Kollegen zu treffen, Wissen und Erfahrungen auszutauschen und Zugang zu Karriere- oder Forschungsmöglichkeiten zu erhalten.
   - Es erleichtert auch den Zugang zu Ressourcen, Schulungen und Innovationen in diesem Bereich.

   Wie Sie dies tun können :
   - **Konferenzen und Seminare**: Teilnahme an nationalen und internationalen Kongressen über Anästhesie, um Experten und Kollegen zu treffen.
   - **Berufsverbände**: Mitgliedschaft in Organisationen wie der Society of Anesthesia and Resuscitation oder gleichwertigen internationalen Körperschaften.
   - **Professionelle soziale Netzwerke**: Nutzen Sie Plattformen wie LinkedIn oder spezialisierte Foren, um sich mit Kollegen aus der ganzen Welt auszutauschen.

2. Mentoring :
   Bedeutung :
   - Ein Mentor gibt Ratschläge, teilt seine Erfahrungen und leitet die berufliche Entwicklung des Mentees.
   - Mentoring hilft bei der Entscheidungsfindung, der Navigation durch Karriereherausforderungen und dem Erwerb fortgeschrittener Fähigkeiten.

Wie Sie es finden :

**Institutionelle Programme**: Einige Krankenhäuser oder akademische Einrichtungen bieten formelle Mentoring-Programme an.

**Direkte Anfrage**: Wenn Sie einen Fachmann für sein Fachwissen bewundern, zögern Sie nicht, ihn um eine Mentorenrolle zu bitten.

**Diskussionsgruppen und Workshops**: Diese können eine Gelegenheit bieten, potenzielle Mentoren zu treffen.

3. Führung :

Bedeutung :

Führungsqualitäten ermöglichen es Anästhesisten, Teams zu leiten, klinische Prozesse zu verbessern und zur Entwicklung des Fachgebiets beizutragen.

Eine gute Führungskraft in der Anästhesie kann den Ablauf von Operationen, die Patientensicherheit und das Wohlbefinden des Teams positiv beeinflussen.

Wie man es entwickelt :

**Spezifische Schulungen**: Teilnahme an Programmen oder Seminaren, die sich auf die medizinische Führung konzentrieren.

**Engagement**: Aktive Beteiligung an Krankenhausausschüssen, Arbeitsgruppen oder Forschungsprojekten.

**Zuhören und Kommunikation**: Kultivieren Sie diese Fähigkeiten, die für das Verständnis der Bedürfnisse des Teams und für fundierte Entscheidungen wichtig sind.

Zusammenfassend lässt sich sagen, dass die Kombination von Networking, Mentoring und Führung für jeden Anästhesisten, der in seiner Karriere glänzen möchte, von entscheidender Bedeutung ist. Sie ermöglicht nicht nur eine berufliche Weiterentwicklung, sondern auch einen bedeutenden Beitrag zum Fortschritt des Fachgebiets und zur Verbesserung der Patientenversorgung.

# Kapitel 24

# TECHNOLOGISCHE INNOVATIONEN IN DER ANÄSTHESIE

# Die Entstehung der Anästhesie geleitet von künstlicher Intelligenz

Die medizinische Welt wird durch den Einzug der künstlichen Intelligenz (KI) verändert, und die Anästhesie ist davon nicht ausgenommen. Von automatisierten Systemen bis hin zu analytischen Algorithmen verspricht die KI, die Art und Weise der Anästhesiebehandlung zu revolutionieren. Lassen Sie uns in diese fesselnde Entwicklung eintauchen.

1. Historischer Hintergrund:

   **Die Geburtsstunde der medizinischen KI**: Die ersten Meilensteine für den Einsatz von KI in der Medizin wurden in den 1960er Jahren mit Systemen zur Unterstützung von Diagnosen gesetzt.

   **Zunehmende Akzeptanz** : In den letzten Jahrzehnten hat die KI dank technologischer Fortschritte ihren Platz in verschiedenen medizinischen Fachgebieten gefunden, von der Radiologie bis zur Kardiologie.

2. KI in der Anästhesie :

   **Automatisierte Systeme** : Es wurden Geräte entwickelt, die Anästhetika auf der Grundlage physiologischer Parameter verabreichen, wodurch die Dosis optimiert und das Fehlerrisiko verringert wird.

   **Prädiktive Analyse**: Dank der KI ist es nun möglich, Tausende von Daten in Echtzeit zu analysieren, um mögliche Komplikationen während einer Operation vorherzusehen.

   **Schmerzmanagement**: Algorithmen können helfen, die Reaktion eines Patienten auf verschiedene Analgetika vorherzusagen, was ein genaueres Management der postoperativen Schmerzen ermöglicht.

3. Vorteile :

**Höhere Genauigkeit**: Die KI kann astronomische Datenmengen mit phänomenaler Geschwindigkeit verarbeiten und so die Genauigkeit klinischer Entscheidungen verbessern.

**Höhere Sicherheit**: KI-Systeme können Anomalien schnell erkennen und so das Risiko von Komplikationen verringern.

**Zeitoptimierung**: Der Anästhesist kann sich auf andere Aspekte der Patientenversorgung konzentrieren, indem er bestimmte sich wiederholende Aufgaben an die KI überträgt.

4. Herausforderungen und Bedenken :

**Zuverlässigkeit**: Wie jedes technologische Werkzeug ist auch die KI nicht unfehlbar. Die Abhängigkeit von korrekten und vollständigen Daten ist von entscheidender Bedeutung.

**Ethik**: Wer haftet im Falle eines Fehlers eines KI-Systems? Wie kann die Vertraulichkeit von Patientendaten gewährleistet werden?

**Schulung**: Die Integration von KI in die Anästhesie erfordert eine spezielle Schulung der Fachkräfte, um eine optimale Nutzung zu gewährleisten.

5. Zukunftsperspektiven :

**Personalisierte Pflege**: Mit dem Fortschritt der KI wird es möglich sein, eine noch personalisiertere Anästhesie anzubieten, die auf dem genetischen, physiologischen und historischen Profil jedes Patienten basiert.

**Mensch-Maschine-Zusammenarbeit**: Anstatt Anästhesisten zu ersetzen, wird die KI als unterstützendes Werkzeug eingesetzt, das eine gemeinsame und optimierte Entscheidungsfindung ermöglicht.

**Forschung und Innovation**: KI öffnet die Tür zu neuen Forschungsmethoden, bietet neue Einblicke und erleichtert die Entwicklung neuer Anästhesietechniken und -medikamente.

Die Integration von künstlicher Intelligenz in die Anästhesie ist der Beginn eines neuen Zeitalters. Trotz der Anerkennung der enormen Möglichkeiten ist es wichtig, diesen Übergang mit Vorsicht anzugehen, wobei das Wohlbefinden und die Sicherheit des Patienten immer im Mittelpunkt stehen müssen.

# Neue Vorrichtungen und Anästhesieausrüstung

Die Medizintechnik entwickelt sich schnell weiter, und der Bereich der Anästhesie ist hier keine Ausnahme. Die jüngsten Innovationen bei Geräten und Ausrüstungen zielen darauf ab, die Sicherheit des Patienten, die Genauigkeit der Medikamentenverabreichung sowie den Komfort und die Effizienz der Arbeit des Anästhesisten zu verbessern. Hier ein Überblick über die wichtigsten Entwicklungen.

1. Automatisierte Verabreichungssysteme für Arzneimittel :
   - **Intelligente Pumpen** : Diese Pumpen können so programmiert werden, dass sie bestimmte Dosen von Anästhetika in bestimmten Zeitabständen abgeben, wodurch das Risiko menschlichen Versagens verringert wird.
   - **Echtzeit-Feedbacksysteme**: Einige moderne Geräte sind in der Lage, die Narkosemitteldosis automatisch an physiologische Parameter wie den Blutdruck oder die Sauerstoffsättigung anzupassen.

2. Fortgeschrittene Geräte zur Steuerung der Luftwege :

**Video-Laryngoskope** : Diese Geräte verwenden eine kleine Kamera, um die Luftröhre zu visualisieren, was die Intubation vor allem in schwierigen Fällen erleichtert.

**Supraglottische Intubationsmasken:** Verbesserte Versionen dieser Masken bieten eine bessere Abdichtung und reduzieren das Risiko einer Aspiration.

3. Verbesserte Patientenmonitore :

**Multiparameter-Monitore:** Diese Geräte konsolidieren mehrere Vitalparameter auf einem einzigen Bildschirm und bieten einen vollständigen Überblick über den Zustand des Patienten.

**Kapnographie:** Neue Modelle von Kapnographen bieten genauere Grafiken und Echtzeitwarnungen zur Überwachung der Beatmung des Patienten.

4. Systeme zur Analyse des ausgeatmeten Gases :

Diese Geräte messen die Konzentrationen verschiedener Gase in der ausgeatmeten Luft des Patienten, was Hinweise auf den Stoffwechsel, die Perfusion und die Ventilation gibt.

5. Periphere Nervenstimulatoren :

Diese Geräte, die zur genauen Lokalisierung von Nerven vor Nervenblöcken verwendet werden, haben sich in ihrer Genauigkeit und Benutzerfreundlichkeit verbessert.

6. Systeme der erweiterten Realität :

Eine Augmented-Reality-Brille kann den Anästhesisten bei komplexen Eingriffen wie dem Legen eines Periduralkatheters führen, indem sie anatomische Bilder über die reale Ansicht legt.

7. Tragbare Geräte :
Kompakte und tragbare Monitore ermöglichen nun die Überwachung von Patienten außerhalb des Operationssaals, z.B. während des Transports.

8. Informationssysteme in der Anästhesie :
Diese digitalen Systeme zentralisieren die Patientendaten, erleichtern die Dokumentation und können sogar in elektronische Patientenakten integriert werden, um eine bessere Koordinierung der Pflege zu ermöglichen.

Die Technologie in der Anästhesie entwickelt sich ständig weiter, mit dem Ziel, die Qualität und Sicherheit der Behandlung zu verbessern. Diese Innovationen sind zwar vielversprechend, erfordern jedoch eine ständige Weiterbildung der Fachkräfte, um eine optimale und sichere Anwendung zu gewährleisten.

# Telemedizin
## und seine Rolle in der Anästhesie

Die Telemedizin, definiert als die Erbringung von medizinischen Dienstleistungen aus der Ferne mit Hilfe von Informations- und Kommunikationstechnologien, hat in den letzten Jahren ein exponentielles Wachstum erfahren. Im Bereich der Anästhesie bietet sie einzigartige Möglichkeiten zur Verbesserung des Zugangs zu medizinischer Versorgung, der Qualität und der Effizienz. Hier ein Überblick über ihre Rolle in der Anästhesie.

1. Präoperative Fernbeurteilung :
Die präanästhetischen Konsultationen können per Videokonferenz durchgeführt werden, um den allgemeinen Zustand des Patienten zu beurteilen,

seine Krankengeschichte zu erfassen und ihn auf den Eingriff vorzubereiten.

Diese Bewertungen sind besonders nützlich für Patienten, die weit von medizinischen Zentren entfernt sind oder die Schwierigkeiten haben, sich zu bewegen.

2. Postoperative Nachsorge :

Nach einer Operation kann die Telemedizin die Entwicklung des Patienten überwachen, seine Schmerzen bewerten, die Schmerzbehandlung anpassen und auf seine Fragen oder Bedenken eingehen.

3. Bildung und Ausbildung :

Telemedizinische Plattformen erleichtern die Fortbildung von Anästhesisten, indem sie den Austausch mit Experten in Echtzeit, Online-Seminare oder sogar Simulationen ermöglichen.

4. Echtzeit-Unterstützung :

In abgelegenen Gebieten oder in Gebieten ohne Fachärzte kann ein Anästhesist einen weniger erfahrenen Gesundheitsexperten über Telemedizin während eines Eingriffs anleiten und so Beratung und Fachwissen in Echtzeit anbieten.

5. Koordination mit anderen Spezialisten :

Die Telemedizin erleichtert die Zusammenarbeit zwischen dem Anästhesisten und anderen Fachärzten (Kardiologen, Pneumologen usw.) für eine multidisziplinäre Behandlung, insbesondere bei Patienten mit komplexen Komorbiditäten.

6. Fernüberwachung :

Einige Geräte ermöglichen die Übertragung der Vitalparameter eines Patienten in Echtzeit an ein

Überwachungszentrum, wo ein Anästhesist bei Abweichungen von den Normen eingreifen kann.

7. Zugang zu Datenbanken und Entscheidungshilfen :
Telemedizinische Systeme können in medizinische Datenbanken integriert werden und bieten dem Anästhesisten aktuelle Informationen und Entscheidungshilfen während eines Eingriffs.

Herausforderungen und ethische Erwägungen :
Die Telemedizin in der Anästhesie wirft, wie in anderen Fachgebieten auch, Fragen bezüglich der Vertraulichkeit der Daten, der Sicherheit der übermittelten Informationen und der ärztlichen Haftung auf.
Es ist wichtig, dass die verwendeten Plattformen den Sicherheitsstandards und den geltenden Vorschriften entsprechen.

Die Telemedizin bietet erhebliche Möglichkeiten zur Verbesserung der Anästhesiepraxis, insbesondere in unterversorgten Gebieten. Ihre Einführung erfordert jedoch eine angemessene Ausbildung der Fachkräfte, eine robuste technologische Infrastruktur und eine klare Regulierung, um die Sicherheit und Effizienz der Versorgung zu gewährleisten.

# Kapitel 25

# DIE ZUKUNFT DER ANÄSTHESIE

# Technologische Innovationen und ihre Auswirkungen

Die Anästhesie ist, wie viele andere medizinische Bereiche auch, dank technologischer Innovationen einem ständigen Wandel unterworfen. Diese Fortschritte verändern die Art und Weise, wie anästhesiologische Verfahren durchgeführt werden, verbessern die Sicherheit des Patienten und erhöhen die Effizienz des medizinischen Personals.

1. Erweiterter Monitor :
   - **Nicht-invasive Geräte** : Innovationen wie die nichtinvasive Messung des kontinuierlichen Blutdrucks und der Sauerstoffsättigung des Gehirns ermöglichen eine Echtzeitüberwachung ohne die Unannehmlichkeiten invasiver Geräte.
   - **Point-of-Care-Ultraschall**: Er ist zu einem wichtigen Instrument in der Anästhesie geworden und erleichtert die Visualisierung anatomischer Strukturen, insbesondere bei der Durchführung von Nervenblockaden oder der Einführung von Kathetern.

2. Computergestützte Anästhesie :
   - **Computergestützte Anästhesieverabreichungssysteme** ermöglichen eine präzisere Verabreichung von Anästhesiemitteln, indem sie die Dosis in Echtzeit an die Bedürfnisse des Patienten anpassen.

3. Informationssysteme in der Anästhesie (AIS) :
   - Diese Systeme zentralisieren die Patientendaten, erleichtern die Dokumentation, optimieren die Abrechnung und können in elektronische Patientenakten integriert werden, wodurch die Koordination der Pflege verbessert wird.

4. Künstliche Intelligenz und maschinelles Lernen :
   Diese Technologien werden allmählich in die Anästhesie integriert, z.B. zur Vorhersage von Risiken oder Komplikationen bei einem Patienten, zur Entscheidungsfindung oder zur Optimierung des postoperativen Schmerzmanagements.

5. Erweiterte Realität und virtuelle Realität :
   Diese Tools können zu Schulungs- und Simulationszwecken eingesetzt werden, so dass Anästhesisten die Durchführung komplexer Verfahren in einer sicheren virtuellen Umgebung üben können.
   Virtuelle Realität wird auch als Mittel zur Verringerung der präoperativen Angst von Patienten untersucht, indem sie in beruhigende Umgebungen versetzt werden.

6. Wearables und verbundene Objekte :
   Tragbare Geräte können die Vitalfunktionen von Patienten nach einer Operation überwachen, die Daten in Echtzeit an das medizinische Personal übermitteln und ein schnelles Eingreifen im Falle von Anomalien ermöglichen.

7. Robotik in der Anästhesie :
   Obwohl die Robotik vor allem mit der Chirurgie in Verbindung gebracht wird, können Roboterführer oder Roboterassistenten auch zur Durchführung bestimmter Aufgaben in der Anästhesie eingesetzt werden, wie z.B. die Vorbereitung und Verabreichung von Medikamenten.

Auswirkungen der Innovationen :
   **Verbesserung der Sicherheit**: Eine bessere Überwachung und präzisere Geräte verringern das Risiko von Fehlern und Komplikationen.
   **Zeitoptimierung**: Automatisierte oder assistierte Systeme setzen Zeit frei, so dass sich die

Anästhesisten auf andere Aspekte der Behandlung konzentrieren können.

**Verstärkte Ausbildung**: Simulationen, virtuelle Realität und andere technologische Werkzeuge bieten vielfältigere und umfassendere Ausbildungsmöglichkeiten.

**Personalisierte Pflege**: Datenanalysetools ermöglichen es, die spezifischen Bedürfnisse jedes Patienten besser zu verstehen und die Pflege entsprechend anzupassen.

Technologische Innovationen in der Anästhesie ebnen den Weg für eine sicherere, effizientere und individuellere Behandlung. Sie erfordern jedoch eine kontinuierliche Schulung der Fachkräfte, eine Anpassung der Protokolle und eine ständige Bewertung, um sicherzustellen, dass sie optimal eingesetzt werden.

# Forschung und Entwicklung in der Anästhesie

Forschung und Entwicklung (F&E) spielen eine entscheidende Rolle bei der Entwicklung und Verbesserung der Anästhesie. Obwohl die Anästhesie seit ihren Anfängen bereits einen langen Weg zurückgelegt hat, werden kontinuierliche Anstrengungen unternommen, um die Techniken zu verfeinern, die Patientensicherheit zu verbessern und die chirurgischen Ergebnisse zu optimieren. Hier ein Überblick über die Forschung und Entwicklung im Bereich der Anästhesie.

1. Neue Anästhesiemittel :

**Zielsetzung**: Entwicklung von Medikamenten, die eine schnellere Induktion und Erholung ermöglichen, weniger toxisch sind und weniger Nebenwirkungen haben.

**Derzeitige Fortschritte**: Es werden Studien zu Wirkstoffen durchgeführt, die auf spezifische neuronale Bahnen abzielen und so Nebenwirkungen minimieren und gleichzeitig eine angemessene Anästhesie gewährleisten.

2. Methoden der Verabreichung :

Die Forschung zielt darauf ab, die Genauigkeit der Verabreichung von Medikamenten zu verbessern, Fehler zu reduzieren und eine konstante und auf den Patienten abgestimmte Anästhesie zu gewährleisten.

Die Verwendung von Pumpen und automatischen Geräten zur präzisen Steuerung der Abgabe von Anästhetika ist ein schnell wachsendes Gebiet.

3. Verbesserung der Überwachung :

Das Ziel ist es, die Patienten umfassender und genauer zu überwachen, so dass mögliche Komplikationen frühzeitig erkannt werden können.

Neue Technologien wie z.B. Sauerstoffmonitore für das Gehirn und tragbare Ultraschallgeräte werden derzeit auf ihren Nutzen für die Anästhesie untersucht.

4. Nicht-pharmakologische Techniken :

Im Rahmen von F&E werden auch nichtmedikamentöse Methoden zur Einleitung von Anästhesie oder Sedierung untersucht, wie z. B. die transkranielle Magnetstimulation.

5. Personalisierte Anästhesie :

Mit dem Aufkommen der personalisierten Medizin werden Forschungsarbeiten durchgeführt, um die Anästhesie an die Genetik und Physiologie des Patienten anzupassen.

6. Sicherheit und Qualität :
   Die Erforschung von medizinischen Fehlern, Komplikationen und vorbeugenden Maßnahmen ist für die Verbesserung der Sicherheit in der Anästhesie von entscheidender Bedeutung.

7. Anästhesie unter besonderen Bedingungen :
   Die F&E befasst sich auch mit der Anästhesie in speziellen Situationen wie extremen Notfällen, Naturkatastrophen oder unter Bedingungen mit geringen Ressourcen.

8. Umweltauswirkungen :
   Bestimmte Anästhesiemittel haben ein globales Erwärmungspotenzial. Die Forschung zielt darauf ab, umweltfreundlichere Alternativen zu entwickeln.

9. Interdisziplinäre Zusammenarbeit :
   F&E in der Anästhesie ist nicht isoliert. Sie arbeitet mit anderen Bereichen wie Pharmakologie, Neurologie, Biotechnologie, Medizintechnik und anderen Fachgebieten zusammen, um innovative Lösungen zu entwickeln.

Die Forschung und Entwicklung in der Anästhesie zielt darauf ab, die Patientenversorgung kontinuierlich zu verbessern. Durch die Erforschung neuer Techniken, Medikamente und Technologien und die Zusammenarbeit mit anderen Disziplinen entwickelt sich die Anästhesie weiter in Richtung einer sichereren, effizienteren und individuelleren Versorgung von Patienten auf der ganzen Welt.

# Die Zukunftsvision :
# der Anästhesiepfleger von morgen

Die Anästhesie ist, wie andere Bereiche der Medizin auch, einem ständigen Wandel unterworfen, der von technologischen Fortschritten, wissenschaftlichen Entdeckungen und den sich ändernden Bedürfnissen der Gesellschaft geleitet wird. Innerhalb dieses Fortschritts wird sich die Rolle des Anästhesiepflegers weiterentwickeln und anpassen müssen. Lassen Sie uns einen genaueren Blick darauf werfen, wie die Anästhesiepflegekraft von morgen aussehen könnte.

1. Hochgradige Integration der Technologie :
- Der Anästhesiepfleger von morgen wird sich wahrscheinlich noch besser mit den neuesten Technologien auskennen und Werkzeuge wie künstliche Intelligenz für die Patientenüberwachung, Telemedizin für Konsultationen oder Augmented Reality für die Weiterbildung nutzen.

2. Multidisziplinäre Expertise :
- Die zunehmende Komplexität der Fälle mit Patienten, die mehrere Komorbiditäten aufweisen, wird Fachkenntnisse in mehreren Disziplinen erfordern. Der Anästhesiepfleger könnte z.B. über fortgeschrittene Kompetenzen in Kardiologie, Neurologie oder Pharmakologie verfügen.

3. Patientenzentriert :
- Der Trend zu einer stärker personalisierten Pflege wird sich weiter verstärken. Der Anästhesiepfleger von morgen wird hoch qualifiziert sein, die individuellen Bedürfnisse der Patienten zu verstehen und darauf einzugehen, indem er Elemente wie Genetik, Lebensstil und persönliche Vorlieben in den Anästhesieplan einbezieht.

4. Führungskraft und Erzieher :
- Über die direkte Pflege hinaus wird der Anästhesiepfleger eine größere Führungsrolle innerhalb der medizinischen Teams übernehmen, indem er zur Entwicklung von Protokollen, zur Ausbildung der neuen Generation und zur Sensibilisierung der Öffentlichkeit für Anästhesiefragen beiträgt.
5. Anpassungsfähigkeit und Resilienz :
- Angesichts eines sich ständig verändernden medizinischen Umfelds wird die Fähigkeit, sich schnell an neue Situationen anzupassen, von einer Pandemie über einen technologischen Fortschritt bis hin zu einem neuen Medikament, von entscheidender Bedeutung sein.

6. Verpflichtung zur Nachhaltigkeit :
- Die Sorge um die Umwelt und die Nachhaltigkeit wird zunehmen. Dies bedeutet, dass das Anästhesiepflegepersonal an Entscheidungen beteiligt sein wird, die die Auswirkungen auf die Umwelt minimieren, sei es durch die Auswahl von Medikamenten, die Verwendung von umweltfreundlichen Geräten oder die Einführung nachhaltiger Praktiken.

7. Ethik und Humanismus :
- Trotz des technologischen Fortschritts wird der menschliche Aspekt der Pflege weiterhin im Mittelpunkt des Berufs stehen. Die Fähigkeit, mit Empathie zu interagieren, ethische Dilemmas zu verstehen und die Rechte des Patienten zu verteidigen, wird von größter Bedeutung sein.

Die Zukunft des Anästhesiepflegepersonals sieht vielversprechend aus, geprägt von Innovation, Spezialisierung und tiefer Menschlichkeit. Diese

Gesundheitsfachkräfte werden weiterhin eine wichtige Rolle in der chirurgischen Behandlung des Patienten spielen, indem sie für Sicherheit, Komfort und Respekt für jeden Einzelnen sorgen.

# Kapitel 26

# RESSOURCEN UND ERGÄNZENDE REFERENZEN

# Referenzbücher und Schlüsselartikel

Die Anästhesie ist ein weites Feld, das sich ständig weiterentwickelt. Um eine angemessene Ausbildung zu gewährleisten und mit den neuesten Entdeckungen und Techniken Schritt zu halten, ist es wichtig, sich auf Referenzbücher und -artikel zu beziehen. Die folgende Liste ist nicht erschöpfend:

Referenzbücher :
- **Miller's Anesthesia** von Ronald D. Miller et al.
  - Ein Muss für jeden Fachmann in der Anästhesie. Dieses Buch bietet eine vollständige Abdeckung des Fachgebiets, von den Grundlagen bis zu den klinischen Anwendungen.
- **Basics of Anesthesia** von Robert K. Stoelting und Ronald D. Miller.
  - Eine kurze und klare Einführung in die Praxis der Anästhesie, ideal für Anfänger oder als Leitfaden für die Wiederholung.
- **Clinical Anesthesia** von Paul G. Barash, Bruce F. Cullen und Robert K. Stoelting.
  - Ein detaillierter Leitfaden zu den klinischen Aspekten der Anästhesie mit einem Schwerpunkt auf den neuesten Techniken und Empfehlungen.
- **Morgan & Mikhail's Clinical Anesthesiology** von John F. Butterworth, David C. Mackey und John D. Wasnick.
  - Ein weiteres wichtiges Buch, das einen umfassenden Überblick über die klinischen Aspekte der Anästhesie bietet.
- **Anesthesia and Co-Existing Disease** von Robert K. Stoelting und Stephen F. Dierdorf.
  - Ein spezialisierter Leitfaden für die Behandlung von Patienten mit Komorbiditäten,

der Anästhesiestrategien bietet, die auf die jeweilige Erkrankung zugeschnitten sind.

Wichtige Artikel :
Es ist schwierig, bestimmte Artikel aufzulisten, da die Anästhesieforschung ständig auf dem neuesten Stand ist. Hier sind jedoch einige der wichtigsten Zeitschriften, in denen Sie wichtige Artikel finden können:

- **Anesthesiology** - Das offizielle Journal der American Society of Anesthesiologists. Sie veröffentlicht klinische und experimentelle Forschung, Reviews und Bildungsartikel.
- **British Journal of Anaesthesia** - Eine internationale Fachzeitschrift, die alle Aspekte der Anästhesie abdeckt.
- **Anesthesia & Analgesia** - Veröffentlicht Forschungsergebnisse zu klinischer Praxis, Ausbildung und Politik im Zusammenhang mit Anästhesie.
- **European Journal of Anaesthesiology** - Fokus auf klinische und Grundlagenforschung in Anästhesie, Reanimation und Schmerzmedizin.

**Tipp:** Die medizinische Literatur entwickelt sich schnell, daher ist es wichtig, regelmäßig medizinische Datenbanken wie PubMed oder Medline zu konsultieren und Fachkonferenzen zu besuchen, um mit den neuesten Schlüsselpublikationen auf dem Laufenden zu bleiben.
Referenzbücher :

- **Précis d'anesthésie et de réanimation** von Olivier Fourcade, Bernard Geeraerts und Pierre Coriat.
  - Ein Standardwerk über Anästhesie und Reanimation, das sowohl die Grundlagen als auch die klinischen Anwendungen abdeckt.
- Anästhesie und Reanimation in der Herzchirurgie von Gilles Gueret und Pascal Rozec.

- Dieses Buch konzentriert sich auf die Herzanästhesie, ein besonders spezialisiertes und komplexes Untergebiet.
- **Pharmakologie in der Anästhesiologie** von Serge Molliex, Bruno Riou und Olivier Fourcade.
  - Ein Leitfaden, der den in der Anästhesie verwendeten Medikamenten und Wirkstoffen gewidmet ist und einen Überblick über ihre Pharmakodynamik, Pharmakokinetik und Nebenwirkungen bietet.
- **Notfälle in der Anästhesie** von Yannick Le Manach, Pierre-Géraud Claret und Thomas Fuchs-Buder.
  - Ein Buch, das sich mit Notfallsituationen in der Anästhesie befasst und Protokolle und Empfehlungen bereitstellt.
- Pädiatrische **Anästhesie** von Gérard Pons und Véronique Gauthier-Moulinier.
  - Dieses Buch befasst sich mit den Besonderheiten der Anästhesie bei Kindern, die eine Disziplin für sich ist.

Wichtige Artikel :
Die Forschung in der Anästhesie ist dynamisch und konstant. Für Artikel wird empfohlen, die renommierten französischsprachigen medizinischen Zeitschriften zu verfolgen. Hier einige Vorschläge:
- **Annales Françaises d'Anesthésie et de Réanimation** - Eine führende Zeitschrift für französischsprachige Anästhesisten und Intensivmediziner. Sie veröffentlicht Forschungsergebnisse, Reviews und Empfehlungen.
- **La Revue des SAMU** - Obwohl sie sich hauptsächlich auf die Notfallmedizin konzentriert, behandelt sie auch relevante Themen aus dem Bereich der Anästhesie.
- **Schmerz: Bewertung - Diagnose - Behandlung -** Eine Fachzeitschrift über die Behandlung von

Schmerzen, einschließlich der Aspekte im Zusammenhang mit der Anästhesie.

**Tipp:** Wie bei englischsprachigen Büchern ist auch die medizinische Forschung einem schnellen Wandel unterworfen. Es wird daher empfohlen, regelmäßig Datenbanken wie PubMed zu konsultieren (auch wenn die meisten Artikel auf Englisch sind, kann eine gezielte Suche helfen, Artikel auf Deutsch zu finden) und an deutschsprachigen Konferenzen und Schulungen teilzunehmen, um auf dem Laufenden zu bleiben.

# Berufsverbände und Konferenzen

Berufsverbände spielen eine wichtige Rolle bei der Fortbildung, der Aktualisierung von Protokollen und der Förderung der Forschung in der Anästhesie. Hier sind einige der wichtigsten französischsprachigen Organisationen und Konferenzen in diesem Bereich aufgeführt.

Berufsverbände :
- **Société Française d'Anesthésie et de Réanimation (SFAR)**: Dies ist die wichtigste Organisation für Anästhesisten **und** Reanimatoren in Frankreich. Sie bietet das ganze Jahr über Empfehlungen, Schulungen und Veranstaltungen an.
- **Collège National des Anesthésistes Réanimateurs Libéraux (CNARL)**: Er vertritt die freiberuflich tätigen Anästhesisten und Reanimatoren.
- **Association des Anesthésiologistes du Québec (AAQ)**: Sie vertritt die Anästhesiologen in Quebec und bietet Weiterbildungsprogramme an.
- **Société Belge d'Anesthésie et de Réanimation (SBAR)**: Eine Organisation, die die Anästhesisten in

Belgien vertritt und auch Ausbildungsprogramme anbietet.

Bemerkenswerte Konferenzen :

- **Jahreskongress der SFAR**: Dies ist die wichtigste Veranstaltung für Anästhesisten und Reanimatoren in Frankreich. Er bietet eine Vielzahl von Konferenzen, Workshops und Sitzungen zu den neuesten Entwicklungen auf dem Gebiet.
- **Französisch-schweizerische Anästhesietage**: Ein jährliches Treffen von Anästhesisten aus Frankreich und der Schweiz.
- **AAQ-Kongress**: Hier kommen Anästhesiologen aus Quebec und anderen Ländern zusammen, um die neuesten Entwicklungen und besten Praktiken zu diskutieren.
- **Belgische Anästhesietage**: Organisiert von der SBAR, versammeln sie Fachleute aus Belgien und den Nachbarländern.
- **Renc'AR**: Ein jährliches Treffen in der Anästhesie und Reanimation, das der täglichen Praxis und Innovationen gewidmet ist.

Neben diesen spezifisch französischsprachigen Konferenzen gibt es viele internationale Veranstaltungen, bei denen Englisch die Hauptsprache ist, die aber auch für französischsprachige Anästhesisten relevant sind. Diese Veranstaltungen, wie der Kongress der European Society of Anaesthesiology, können eine ausgezeichnete Gelegenheit sein, sich mit Kollegen aus der ganzen Welt auszutauschen und mehr über die internationalen Fortschritte auf dem Gebiet der Anästhesie zu erfahren.

# Networking und professionelle Gemeinschaften

Im medizinischen Bereich, insbesondere in der Anästhesie, sind Netzwerke und die Zugehörigkeit zu professionellen Gemeinschaften von entscheidender Bedeutung. Sie ermöglichen es Fachleuten, Wissen auszutauschen, Erfahrungen zu teilen, sich über die neuesten Entwicklungen zu informieren, Weiterbildungsmöglichkeiten zu finden und an Forschungsprojekten mitzuarbeiten.

Warum ist Networking wichtig?
- **Wissensaustausch**: Im Gespräch mit Kollegen können Sie neue Techniken, Protokolle und die neuesten Entwicklungen in der Pflege und Behandlung kennen lernen.
- **Berufliche Chancen**: Networking kann zu Beschäftigungsmöglichkeiten, Einladungen zu Konferenzen oder Forschungskooperationen führen.
- **Professionelle und emotionale Unterstützung**: Klinische Herausforderungen können belastend sein. Gespräche mit Kollegen, die ähnliche Erfahrungen gemacht haben, können Unterstützung und andere Perspektiven bieten.

Wo und wie netzwerken?
- **Konferenzen und Kongresse** : Der Besuch von Fachkonferenzen ist eine der besten Möglichkeiten, Kollegen zu treffen und Ideen auszutauschen.
- **Workshops und Schulungen**: Diese bieten oft die Möglichkeit, in kleinen Gruppen zu arbeiten und engere Kontakte mit anderen Fachleuten zu knüpfen.
- **Online-Gemeinschaften**: Foren, Facebook-Gruppen, LinkedIn und andere soziale Plattformen bieten Raum für den Austausch, das Stellen von Fragen und das Teilen von Ressourcen.

- **Berufsverbände und -gesellschaften**: Der Beitritt zu einer Berufsorganisation ist für jeden Anästhesisten von wesentlicher Bedeutung. Diese Gruppen bieten oft wertvolle Ressourcen, Fortbildungsveranstaltungen und Möglichkeiten zur ehrenamtlichen Arbeit.

Namhafte Berufsverbände in der Anästhesie :
- **Société Française d'Anesthésie et de Réanimation (SFAR)**: Neben ihren Konferenzen bietet die SFAR auch Workshops, Arbeitsgruppen und Online-Ressourcen für ihre Mitglieder.
- Anästhesie-Reha-Forum: Dies ist ein Online-Forum, in dem Anästhesisten klinische Themen diskutieren, Erfahrungen austauschen und Ratschläge einholen können.
- **Spezifische Interessengruppen**: Es gibt viele spezifische Interessengruppen, wie z.B. für pädiatrische Anästhesie, Schmerzmanagement oder Anästhesie in der Geburtshilfe.

Schließlich ist das Networking in der Anästhesie nicht nur eine Gelegenheit zu lernen, sondern auch einen Beitrag zu leisten. Die Weitergabe der eigenen Erfahrungen und Kenntnisse kann anderen Fachleuten helfen und die Gemeinschaft als Ganzes bereichern.